PARKINSON E LA TERAPIA CON VITAMINA B1

Daphne Bryan, PhD

Traduzione di
Marcelo J. Rio

Indice

Desidero dedicare questo libro al compianto dottor Antonio Costantini, la cui terapia basata su tiamina ad alto dosaggio ha così tanto giovato a migliaia di persone in tutto il mondo. Il Dott. Costantini ha mantenuto, fino alla fine del suo viaggio terreno, una instancabile corrispondenza con persone affette da Parkinson residenti in tutto il mondo, aiutandole ad ottenere i benefici che aveva scoperto essere possibili con la tiamina e senza mai richiedere in cambio alcun compenso. Era davvero un uomo ispirato e generoso.

Per onorare la sua memoria, ho deciso di devolvere tutti i profitti della vendita di questo libro a https://www.gofundme.com/f/high-dose-thiamine-protocol dove vengono raccolti fondi per la ricerca futura sulla vitamina B_1 per trattare il Parkinson.

Prefazione

Secondo una recente ricerca, più di sei milioni di persone nel mondo soffrono della malattia di Parkinson[1]. Sintomi di natura motoria e non motoria condizionano la loro vita e quella dei loro cari e ad oggi non esiste una vera cura per questa patologia.

Conobbi il neurologo Dott. Costantini nel 2010, quando avevo appena iniziato la mia carriera presso l'Organizzazione per l'Alimentazione e l'Agricoltura delle Nazioni Unite (FAO), con sede a Roma. Allora vivevo ancora nella piccola città di Viterbo e ogni giorno mi recavo al lavoro in treno. In quel periodo, il dottor Costantini fece una scoperta, ma aveva bisogno di supporto per alzare il livello della sua ricerca e pubblicarla su riviste scientifiche internazionali. Come ogni scienziato, ero naturalmente curioso delle sue scoperte iniziali, ma non essendo io stesso un medico, ero particolarmente cauto nell'unirmi a lui nella sua ricerca. Quando invece conobbi di persona il suo primo paziente, mi appassionai immediatamente alla scoperta del Dott. Costantini. Persino i miei occhi inesperti e non qualificati non potevano ignorare i cambiamenti avvenuti nelle condizioni di salute di questo paziente a seguito della terapia con tiamina ad alto dosaggio

(HDT, *ingl.* High Dose Thiamine). Allo stesso modo, la mia mente, e soprattutto la mia coscienza, non potevano ignorare il potenziale che questa terapia offriva a milioni di pazienti, se anche solo una parte di loro avesse potuto trarne beneficio, come era accaduto alla persona di fronte a me quel giorno. Da quel momento, quando Antonio (il Dott. Costantini) illustrò la sua teoria sulla HDT ed i suoi effetti, mi fu chiaro che questa scoperta richiedeva tutta la nostra attenzione, a qualunque costo.

I successivi otto anni circa sono stati un vortice di faticose "maratone" davanti ai nostri computer per inviare un manoscritto o le sue revisioni entro le scadenze richieste, sommersi come eravamo da pile di articoli scientifici, schede tecniche con scale di valutazione dei sintomi dei pazienti e molti libri di medicina tradizionale. Lungo questo percorso, abbiamo interagito con migliaia di pazienti provenienti da tutti i continenti, tutti in cerca di aiuto, pronti a provare la terapia e a condividere con noi le loro esperienze. Ci siamo subito resi conto di essere dei pionieri in questa ricerca, e insieme a noi anche i nostri pazienti che avevano deciso volentieri di sostenerci, di lavorare con noi come una squadra, legati da una finalità comune: capire fino a che punto la terapia HDT potesse liberare altre persone dai sintomi della malattia di Parkinson, e indagare come potesse aiutarci a comprendere meglio la malattia, per avvicinarci ad una vera e propria cura, piuttosto che ad una terapia.

Il nostro piccolo gruppo di ricerca non aveva risorse umane e finanziarie sufficienti per condurre una sperimentazione clinica standard di alto livello, necessaria per convalidare i risultati iniziali ottenuti, potevamo gestire solo i casi clinici. Con l'aumento del numero di pazienti, speravamo che sarebbe aumentato anche il numero di medici e neurologi interessati a collaborare con noi e, con esso, le nostre possibilità di portare avanti la ricerca. Sfortunatamente, il nostro desiderio non si è avverato, ad eccezione di un neurologo, il dottor Roberto Fancellu, che entrò a far parte della nostra squadra esclusivamente sulla base delle osservazioni dei miglioramenti, altrimenti per lui inspiegabili, di uno dei suoi pazienti. Grazie al dottor Fancellu abbiamo incrementato le nostre pubblicazioni, così come la nostra partecipazione a convegni nazionali ed internazionali, presentando il lavoro svolto e chiedendo il sostegno della comunità scientifica. Nonostante tutti i nostri interventi siano sempre stati ben accolti e graditi, abbiamo presto imparato che, nella comunità scientifica neurologica, lo spirito collaborativo impallidisce in confronto alla forte competizione per il successo e l'affermazione personale. Abbiamo quindi dovuto cercare un altro modo per portare avanti le nostre ricerche in questo contesto difficile.

Nel 2019 ci rivolgemmo alla Michael J. Fox Foundation (con incredibili difficoltà per un piccolo gruppo di persone provenienti dalla provincia italiana e con il prezioso contributo di pazienti con Parkinson provenienti dagli Stati Uniti) rispondendo ad un bando per un finanziamento per una ricerca clinica di Fase II, programmata per l'anno successivo. Gli sforzi furono notevoli, ma non sufficienti per superare la seconda e ultima fase di valutazione, principalmente per la mancanza di un'infrastruttura di riferimento alle nostre spalle che potesse sostenere le nostre ipotesi con la ricerca di potenziali biomarcatori. O almeno, questa fu la motivazione ufficiale.

Il dottor Costantini è venuto a mancare nel maggio 2020, lasciandoci senza la sua guida e con un vuoto che non verrà mai colmato. Sebbene profondamente addolorati per la sua perdita, intendiamo proseguire lungo il percorso da lui tracciato e lasciatoci in eredità e al contempo cercare di portare l'attenzione necessaria sul potenziale della sua scoperta. A tale scopo, abbiamo creato una fondazione, la Fondazione HDT, per diffondere le nostre scoperte ed aumentare le nostre competenze, ma soprattutto per proseguire il lavoro del dottor Costantini. Abbiamo anche dato il via ad una campagna di raccolta fondi attraverso un canale sicuro per i contributi volontari (la piattaforma *"gofundme"*). Tutto questo mentre continuiamo a fare del nostro meglio per supportare i pazienti che chiedono il nostro consiglio medico.

Quando Daphne Bryan ci ha scritto parlandoci della splendida idea di far nascere questo libro, siamo stati felici di poter dare il nostro contributo alla sua realizzazione. Questo libro rappresenta un aiuto fondamentale alla divulgazione della terapia HDT per innumerevoli pazienti affetti da Parkinson che potrebbero trovare enorme conforto grazie ad essa. Il nostro obiettivo, nonostante le critiche, lo scetticismo e la mancanza di supporto all'interno della stessa comunità scientifica, è ancora quello di condurre uno studio clinico in doppio cieco, controllato con placebo, sull'efficacia della HDT sul controllo dei sintomi nei pazienti con malattia di Parkinson.

La nostra gratitudine va ai nostri pazienti e amici che hanno contribuito alla creazione della comunità di pionieri HDT, attraverso contatti diretti e sostegno, o attraverso i social media e i gruppi di discussione. Il nostro apprezzamento non può essere espresso a parole, ma ci teniamo comunque a dire loro grazie.

Ci auguriamo che, seguendo le pagine di questo libro, possiate conoscere meglio la terapia HDT e trovare benefici per voi stessi o anche per una soltanto dei sei milioni di persone che soffrono ogni giorno della malattia di Parkinson. Nondimeno, crediamo fermamente che la comunità scientifica abbia il dovere di seguire la nostra ricerca e di ascoltare l'appello da parte di tanti pazienti, per poter finalmente avviare un'indagine imparziale e approfondita sulla tiamina ad alto dosaggio e sui suoi effetti sui sintomi della malattia di Parkinson.

Marco Colangeli, M. Sc
Direttore Scientifico della Fondazione HDT

1. Introduzione

Sono trascorsi duecento anni dalla pubblicazione del *"Trattato sulla paralisi agitante"* da parte di James Parkinson (Parkinson, 1817), nel quale egli descrisse le principali caratteristiche diagnostiche del disturbo del movimento che successivamente prese il suo nome. Da allora, tuttavia, i progressi nel trattamento della malattia di Parkinson sono stati lenti, e le speranze da lui riposte nella scoperta di una cura o di un modo per rallentarne la progressione rimangono tuttora in gran parte disattese.

Il Parkinson è una malattia neurodegenerativa progressiva caratterizzata da una sintomatologia motoria che include tremore, rigidità muscolare, lentezza dei movimenti (bradicinesia ed acinesia), costipazione (stipsi) e problemi di equilibrio (riduzione dei riflessi di raddrizzamento dell'asse posturale del corpo), oltre a sintomi non motori che includono perdita dell'olfatto, ansia, depressione, apatia, affaticamento, dolore e disturbi del sonno. Il Parkinson ha per caratteristica neuropatologica principale la degenerazione dei neuroni dopaminergici pigmentati presenti nella *substantia nigra*, cui si aggiungono altri nuclei della base (Costantini et al. 2015).

È stato calcolato che, dal momento che una persona prende coscienza che qualcosa non va, la perdita di neuroni è del 68% nella parte laterale ventrale e del 48% nell'area caudale della *substantia nigra* (Kordower et al. 2013). Il farmaco Levodopa (in commercio con i nomi Sinemet e Madopar), è considerato il *gold standard* e la terapia più efficace per il Parkinson da più di cinquant'anni; tra le alternative, vi sono gli agonisti della dopamina, gli inibitori della monoamino ossidasi di tipo B e l'amantadina (Poewe et al. 2010). Nessuno di questi farmaci, tuttavia, ripara o limita i danni causati dalla malattia, né ne arresta la progressione. Inoltre, la Levodopa può causare effetti collaterali, come la discinesia, che possono risultare più fastidiosi dei sintomi originari che dovrebbe alleviare. Ma cosa accadrebbe se ci fosse una singola vitamina, poco costosa e facilmente reperibile, in grado di migliorare significativamente i sintomi e rallentare la progressione del Parkinson?

Lo scopo principale di questo libro è di illustrare la terapia basata su alti dosaggi di tiamina (vitamina B_1). È possibile utilizzare questa terapia in tutti i casi di Parkinson, qualunque sia lo stadio di progressione raggiunto, ed è stata ideata e utilizzata con successo da un neurologo italiano su migliaia di suoi pazienti sin dal 2011. Ma prima di discutere le fonti scientifiche, le teorie, la ricerca alla base della terapia e ciò che la sua applicazione comporta, spiegherò chi sono, perché ho deciso di scrivere questo libro e qual è la mia personale esperienza con la terapia del Dott. Costantini.

La mia storia

Non sono un medico. Sono una persona affetta da Parkinson che, negli ultimi quattro anni e mezzo, ha utilizzato con successo la tiamina ad alto dosaggio (HDT) per migliorare enormemente la propria salute. In questo libro, ho cercato di cristallizzare tutte le informazioni attualmente disponibili sulla terapia e di presentarle in modo chiaro, affinché chiunque sia affetto da Parkinson, grazie al supporto del proprio medico, possa adottare egli stesso la terapia. Le informazioni utilizzate in questo libro per discutere la terapia sono tratte da tre fonti. In primo luogo, riporto i consigli dati dal dottor Costantini, il neurologo che ha ideato e utilizzato questa terapia con i suoi pazienti affetti da Parkinson. A ciò aggiungo ulteriori informazioni fornite da medici e nutrizionisti che utilizzano tiamina ad alti dosaggi sui loro pazienti al fine di risolvere svariati problemi di salute. Infine, riporto delle testimonianze personali provenienti da un grande *Forum* internazionale, i cui membri usano la terapia per gestire il loro Parkinson.

La mia storia, in relazione a questa terapia, iniziò nel 2017, quando un amico mi spedì un articolo sul neurologo italiano, il dottor Antonio Costantini, che trattava i suoi pazienti affetti da Parkinson somministrando loro alti dosaggi di vitamina B_1 (nota anche come tiamina) e che, in seguito a tale trattamento, notò una remissione dei loro sintomi fino al 70%. L'articolo rilevava anche che, durante i cinque anni in cui il dottor Costantini aveva seguito i suoi pazienti con la vitamina B_1, la loro malattia non era progredita ulteriormente.

Sette anni prima di leggere questo articolo, mi era stato diagnosticato il Parkinson, ed ero desiderosa di fare tutto il possibile per rallentarne la progressione. Così, quando finalmente ebbi un appuntamento con il mio medico ed il mio neurologo, parlai con loro della terapia HDT.

Sebbene non fossero a conoscenza dell'uso di tiamina ad alto dosaggio per il Parkinson, ne conoscevano però l'impiego nel trattamento di alcolisti in via di guarigione. E per questo mi diedero il loro benestare affinché iniziassi l'assunzione. Acquistai quindi alcune compresse, ma non mi aspettavo un miracolo, non fosse altro perché la storia che avevo letto era di per sé troppo bella per essere vera. Aggiunsi quindi la vitamina B_1 alla mia lista di integratori e continuai la mia routine quotidiana senza pensarci troppo.

Il primo dei miei sintomi a migliorare fu la stanchezza. Per la verità, non mi ero accorta del cambiamento e la cosa emerse casualmente mentre elencavo ad un'amica tutti i nuovi hobby intrapresi. La mia vita, a causa della fatica che spesso accompagna il Parkinson, era diventata piuttosto limitata ma, grazie alla vitamina B_1, avevo riacquistato talmente tanta energia da iniziare ad istruire un coro, insegnare il pianoforte, imparare l'italiano e dipingere ad acquarello!

Non mi ero neppure accorta dei successivi miglioramenti dei sintomi. Da alcuni anni mi sottoponevo a sedute di massaggi e, ad una di esse, il mio fisioterapista mi disse di aver notato una rinnovata morbidezza ed elasticità nei muscoli e nei tessuti molli del mio corpo. La maggior parte delle persone con diagnosi di Parkinson si accorge che i propri muscoli diventano man mano sempre più rigidi. A volte il loro irrigidimento può partire dal collo e dalle spalle, altre volte perdono le capacità espressive del viso e diventa via via più difficile lasciare oscillare le braccia mentre camminano. Due anni prima, tanta e tale era la mia tensione muscolare che, a causa di una banale scivolata, mi ero fratturata l'osso dell'omero nella parte superiore del braccio destro, il tutto semplicemente sbattendo in modo maldestro la spalla. Oltre al mio fisioterapista, anche gli amici iniziarono a notare i miei miglioramenti, riconoscendo che riuscivo a muovermi più velocemente e con più fluidità rispetto a prima.

Una volta un'amica mi fece notare che riuscivo nuovamente a sorridere in maniera smagliante; prima del suo rimando, non mi ero assolutamente accorta di questo miglioramento. Penso di non aver colto sin da subito che i miei sintomi si stessero attenuando, perché quando un movimento è difficile da compiere ci si concentra esclusivamente sull'affrontare quel movimento, mentre quando un movimento è facile ci si concentra solo sull'obiettivo finale, senza prestare attenzione alla "qualità" delle proprie capacità motorie.

Anche il mio quadro ansiogeno e depressivo migliorò, per non parlare del mio senso dell'olfatto! Tuttavia, questi miglioramenti dei sintomi furono piuttosto graduali e si susseguirono lentamente, nell'arco probabilmente di tre o sei mesi. Al momento della stesura di questo libro, assumo vitamina B_1 da quattro anni e mezzo. Ho visto scomparire molti sintomi del Parkinson e, per di più, non ho riscontrato alcuna ulteriore progressione della malattia. Ma in che modo posso affermare che alla base del mio netto miglioramento, vi sia la terapia ad alto dosaggio con la vitamina B_1?

In primo luogo, nel mio caso, non avevo apportato altre modifiche alla mia precedente terapia. Non avevo aumentato i miei farmaci a base di levodopa, né avevo aggiunto altri integratori. Dal momento che l'unica modifica che avevo apportato alla mia terapia era l'introduzione della vitamina B_1, non posso che concludere che i miglioramenti dipendessero da essa. Inoltre, quando per un certo periodo di tempo sospesi l'assunzione di vitamina B_1, tutti i sintomi, in particolare la stanchezza, ritornarono dopo pochi giorni. Da ultimo, è proprio per il tipo di miglioramenti verificatisi nel mio Parkinson che ritengo questi cambiamenti siano dipesi unicamente dalla vitamina B_1. Anche il dottor Costantini aveva osservato che l'affaticamento, la perdita dell'olfatto, la cattiva qualità del sonno, i problemi costipativi, il dolore fisico e più in generale tutti i sintomi non motori, *"sono spesso completamente alleviati dalla tiamina ad alto dosaggio, mentre ad oggi, nessun'altra terapia ha dimostrato un'efficacia simile nella gestione dei sintomi non motori"*. (www.highdosethiamine.org). Ma chi era il neurologo dottor Costantini?

Il Dott. Antonio Costantini

Il dottor Antonio Costantini esercitò come neurologo a Viterbo, in Italia. Quando lessi per la prima volta di lui, aveva in cura con la tiamina ad alto dosaggio oltre 2.700 pazienti (la maggior parte di persona, altri via e-mail). Egli utilizzava la terapia con alti dosaggi di vitamina B_1 come trattamento aggiuntivo ai farmaci per il Parkinson. Durante i circa cinque anni in cui aveva trattato questi pazienti, non aveva notato alcuna apparente progressione della malattia, mentre era stato significativo il miglioramento dei sintomi.

Nel 2013 pubblicò il suo primo studio sulla tiamina ad alto dosaggio per il Parkinson, cui seguì uno studio più lungo nel 2015, pubblicato assieme ad altri colleghi. Oltre a migliorare i sintomi, la sua terapia con tiamina ad alto dosaggio ha ridotto anche taluni effetti collaterali come la discinesia, che spesso si manifesta con l'assunzione di farmaci tradizionali. Ma il Dott. Costantini non limitava l'utilizzo di tiamina ad alto dosaggio ai pazienti affetti da Parkinson. Dal 2010 pubblicò studi sull'impiego della terapia anche per altre patologie, come la fibromialgia (Costantini et al. 2013 E), il tremore essenziale (Costantini et al. 2018 B), la atassia spinocerebellare di tipo 2 (Costantini et al. 2013 A), la tiroidite di Hashimoto (Costantini et al. 2014 B), la sclerosi multipla (Costantini et al. 2013 C), la cefalea a grappolo (Costantini et al. 2018 A) e altre ancora.

Oltre a lavorare con i suoi pazienti in Italia, il dottor Costantini dedicò generosamente molto del suo tempo per aiutare personalmente, via e-mail e gratuitamente, centinaia di persone con Parkinson in tutto il mondo. Purtroppo, il suo lavoro finì bruscamente quando venne colpito da ictus a causa di una mancata operazione che aveva pianificato da tempo, e sempre rimandato. Durante la convalescenza, contrasse la malattia COVID-19 e nel maggio 2020 morì.

Perché il mio medico curante non ha mai sentito parlare di questa terapia?

Se siete nuovi all'idea che una singola vitamina possa migliorare i sintomi di una patologia laddove i farmaci tradizionali hanno fallito, è spontaneo chiedersi: perché il mio medico non me ne ha mai parlato? La risposta è probabilmente duplice. In primo luogo, di fronte a problemi di salute, i medici sono altamente preparati nella ricerca di soluzioni di tipo farmacologico e chirurgico, mentre la nutrizione è un aspetto davvero esiguo della loro formazione. In secondo luogo, per far sì che l'*establishment* medico accetti una nuova terapia, è necessario dapprima convalidarla mediante uno studio rigoroso, in doppio cieco, multicentrico e controllato con placebo, a sostegno dell'ipotesi di partenza. Attualmente esistono alcuni studi pubblicati su riviste scientifiche specializzate sulla terapia con tiamina ad alto dosaggio, ma si tratta di studi pilota o di casi di studio. I colleghi del dottor Costantini hanno pianificato un ampio studio in doppio cieco, controllato con placebo, ma finora non sono riusciti ad ottenere i finanziamenti necessari per realizzarlo. È triste pensare che ci siano moltissime persone affette da Parkinson in tutto il mondo, che quotidianamente lottano con sintomi che limitano la loro vita, e che, se fossero invece seguite con la terapia a base di vitamina B_1, potrebbero essere in grado di godersi una vita quasi normale. Devo qui aggiungere che il gruppo di lavoro italiano ha una pagina "Go Fund Me"; pertanto, se qualcuno desiderasse fare una donazione per il progetto di ricerca già in programma, può andare sulla piattaforma *gofundme* e dare il proprio contributo con un versamento spontaneo.

In questo capitolo ho cercato di introdurre la terapia del Dott. Costantini. Non mi aspetto che la mia storia personale, da sola, convinca nessuno sul fatto che la tiamina ad alto dosaggio sia una terapia che valga la pena di provare. Per questo motivo, nel *Capitolo 2* esaminerò le prove a sostegno del mio successo e, contestualmente, evidenzierò le ricerche pubblicate da cui si evince l'effetto della tiamina sui pazienti affetti da Parkinson. Verranno anche presentate le teorie con i rispettivi autori a proposito dell'effetto fisiologico ottenibile con alti dosaggi di tiamina sui pazienti affetti da Parkinson. Nel *Capitolo 3* mi prefiggo di spiegare il più chiaramente possibile come adottare la terapia; nel *Capitolo 4* ho selezionato alcune testimonianze particolarmente significative di persone che hanno tratto beneficio dall'uso di tiamina ad alto dosaggio, migliorando a vari livelli il loro quadro generale, al punto che, come esse stesse affermano, la vitamina B_1 *"ci ha restituito la vita"*.

2. Gli studi scientifici

Lo scopo di questo capitolo è di esplorare le basi scientifiche a sostegno della terapia con tiamina ad alto dosaggio (HDT), capire cosa sono le vitamine, il loro effetto sull'organismo e, in particolare, l'effetto della vitamina B_1 (tiamina). Esamineremo anche il modo in cui la tiamina viene utilizzata in questa terapia, il profilo di sicurezza dei dosaggi utilizzati e le teorie alla base del suo effetto positivo nei casi di Parkinson. Infine, verranno esaminati i risultati di diversi studi di ricerca in cui la terapia è stata testata su pazienti affetti da Parkinson.

Cos'è la tiamina?

La tiamina è la prima delle vitamine del gruppo B. È stata isolata per la prima volta nel 1926 e successivamente sintetizzata nel 1936. Una vitamina è un composto organico di cui un essere vivente necessita in piccole quantità per la sua crescita ed il suo sviluppo e per le normali funzioni delle cellule. Negli esseri umani, i nutrienti essenziali non possono essere sintetizzati dall'organismo, se non in minima parte e comunque in quantità insufficiente; per questo motivo dobbiamo procurarceli attraverso la dieta. Le vitamine essenziali sono tredici.

Le vitamine A, C, D, E, K e le vitamine del complesso B: tiamina (B$_1$), riboflavina (B$_2$), niacina o acido nicotinico (B$_3$), acido pantotenico (B$_5$), piridossina (B$_6$), biotina (B$_7$), folato (B$_9$) e cianocobalamina (B$_{12}$). Le vitamine del gruppo B, un gruppo di otto nutrienti essenziali, sono necessarie per "aiutare" il nostro organismo a convertire il cibo in energia, meccanismo noto col nome di *metabolismo*. Le vitamine del gruppo B sono coinvolte anche nella produzione di nuove cellule del sangue, mantengono sane quelle della pelle, del cervello e di altri tessuti dell'organismo. Collettivamente, sono indicate come *Complesso B*.

Correggere una carenza, ma non solo...

La terapia con tiamina ad alto dosaggio utilizza dosaggi di gran lunga superiori a quelli necessari per correggere una carenza. Il dottor Derrick Lonsdale, specialista in terapie basate su micronutrienti e autore di oltre cento pubblicazioni scientifiche, molte delle quali sulla tiamina ad alto dosaggio, sottolinea che l'uso di una vitamina in dosaggi elevati la trasforma in farmaco (Lonsdale, 2021). Il fabbisogno giornaliero di tiamina, raccomandato per un individuo sano, è di appena 1,1 mg per le donne e 1,2 mg per gli uomini (www.mayoclinic.org). Anche in caso di carenza di tiamina, il dosaggio giornaliero suggerito è compreso tra 5 mg e 30 mg (www.medlineplus.gov). Tuttavia, il dosaggio terapeutico per via orale che il dottor Costantini utilizzava nel trattamento per il Parkinson, poteva arrivare fino a 4.000 mg al giorno.

Se la tiamina ad alto dosaggio si limitasse esclusivamente a compensare una carenza, non si spiegherebbe allora il notevole miglioramento dei sintomi che si osserva in seguito al suo utilizzo. Cosa fa, dunque, esattamente la vitamina B_1 ad alto dosaggio?

Si ritiene che elevati dosaggi di tiamina possano influenzare il metabolismo energetico cellulare precedentemente interrotto o inibito a causa di altri fattori. Per funzionare in modo efficiente, le cellule hanno bisogno di energia. La teoria a supporto di questa terapia è che, utilizzando alti dosaggi di tiamina, vengano stimolati alcuni enzimi coinvolti nel metabolismo energetico. In tal modo, verrebbe ripristinata la funzione metabolica all'interno delle cellule, consentendo a queste ultime di funzionare nuovamente in modo efficiente. (Elliot Overton. YouTube – "Mega-Dose Thiamine: Benefits beyond addressing deficiency")[1]. Gli enzimi sono un tipo di proteine che l'organismo utilizza come catalizzatore per accelerare la velocità delle reazioni biochimiche e sono a monte delle reazioni coinvolte praticamente in ogni funzione nota del corpo umano. Vitamine e minerali agiscono come "aiutanti" di specifici enzimi affinché questi ultimi funzionino correttamente ("Nutrition and Functional Medicine"[2]. Elliot Overton www.eonutrition.co.uk).

L'interessamento del dottor Costantini per la tiamina ad alto dosaggio iniziò nel 2011, mentre seguiva il caso clinico di un paziente affetto da atassia spinocerebellare di tipo 2. Dopo il trattamento con iniezioni di tiamina ad alto dosaggio, l'affaticamento e i sintomi motori dell'uomo migliorarono. Da ciò il dottor Costantini formulò l'ipotesi che, in certe malattie ereditarie e degenerative del sistema nervoso, lo sviluppo dei sintomi potesse essere legato ad una carenza di tiamina in uno o più distretti particolari dell'organismo. Egli suggerì anche che ciò fosse dovuto ad una disfunzione del trasporto intracellulare della tiamina o ad anomalie enzimatiche strutturali. Questa disfunzione, pensò, poteva rispondere bene ad elevati dosaggi di tiamina (Costantini et al. 2013). Costantini continuò a pubblicare una serie di studi su casi clinici di suoi pazienti, i quali vennero trattati con alti dosaggi di tiamina in relazione ai vari problemi di salute di cui soffrivano. Questi ultimi includevano: atassia spinocerebellare di tipo 2 (Costantini et al. 2013 A), atassia di Friedreich (Costantini et al. 2013 B e Costantini et al. 2016 C), fatica nella sclerosi multipla (Costantini et al. 2013 C), malattia infiammatoria intestinale (Costantini et al. 2013 D), affaticamento post-ictus (Costantini et al. 2014 A), tiroidite di Hashimoto (Costantini et al. 2014 B), distonia (Costantini et al. 2016 A), distrofia miotonica di tipo 1 (Costantini et al. 2016 B), cefalea a grappolo cronica (Costantini et al. 2018 A), tremore essenziale (Costantini et al. 2018 B) e malattia di Parkinson (Costantini et al. 2013, Costantini et al. 2015).

Il legame tra malattia di Parkinson e tiamina

Diversi studi hanno evidenziato elementi in grado di mettere in relazione la tiamina col Parkinson, con la dopamina e con altre condizioni neurologiche (Lu'o'ng & Nguyen, 2012). La tiamina è un cofattore di enzimi coinvolti nelle vie fondamentali del metabolismo energetico cellulare (*transchetolasi, alfa-chetoacido decarbossilasi, piruvato deidrogenasi, complesso dell'alfa-chetoglutarato deidrogenasi*) (Costantini et al., 2015). Mizuno et al. (1994) riportarono una ridotta attività degli enzimi dipendenti dalla tiamina pirofosfato (TPP) nei neuroni della *substantia nigra* di pazienti con Parkinson. Lu'o'ng e Nguyen (2013) esaminarono diversi studi che mostravano una relazione tra dopamina e tiamina. In uno di questi studi, basato su ratti a cui era stata somministrata una dieta carente di tiamina, si evidenziò lo sviluppo di un'aggressività che portò questi ultimi ad uccidere i loro simili. Quando venne loro somministrata dopamina, l'aggressività causata dalla carenza di tiamina scomparve (Onodera, 1987).

I pazienti affetti da Parkinson che assumono farmaci a base di levodopa, presentano nel liquido cerebrospinale concentrazioni di tiamina pirofosfato (TPP) e tiamina totale significativamente più elevati rispetto ai pazienti non trattati con questo farmaco (Jiménez-Jiménez et al. 1999), dimostrando con ciò un ulteriore legame tra tiamina e dopamina. Sjoquist et al. (1988) riportano che una carenza di tiamina è alla base della diminuzione della concentrazione di dopamina nello *striato*, un nucleo dei gangli della base. Gold et al. (1998) constatarono che il 70% dei loro pazienti con Parkinson presentavano bassi livelli plasmatici di tiamina e il 33% di loro aveva bassi livelli di tiamina nei globuli rossi, dimostrando una ulteriore relazione tra tiamina e malattia di Parkinson. Infine, Merkin-Zaborsky et al. (2001) trattarono con tiamina ad alto dosaggio nove pazienti che presentavano disturbi neurologici acuti, ottenendo ottimi risultati.

Articoli di ricerca pubblicati

L'effetto della terapia a base di tiamina ad alto dosaggio (HDT) su persone affette da Parkinson è stato analizzato in modo dettagliato in tre studi. Uno studio americano di Lu'o'ng e Nguyen (2012), consistente in un rapporto preliminare basato su cinque casi di studio. Due articoli scritti in Italia dal dottor Costantini e colleghi; il primo di tali studi (Costantini et al. 2013) riporta l'effetto della tiamina ad alto dosaggio su tre persone con malattia di Parkinson. Il secondo (Costantini et al. 2015) è uno studio molto più esteso e prolungato in cui si analizzò l'effetto della terapia su 50 persone affette da Parkinson per un periodo di tempo compreso tra 95 e 831 giorni.

I casi di studio di Lu'o'ng e Nguyen (2012) riguardarono cinque pazienti maschi di età compresa tra 65 e 82 anni ai quali era stato diagnosticato il Parkinson nei tre/sedici anni precedenti. Tutti i partecipanti presentavano un quadro sintomatologico simile: irrigidimento dell'espressione facciale, battito delle ciglia poco frequente, tremore da fermo, andatura parkinsoniana con ridotta oscillazione delle braccia, occasionale "congelamento" (in *ingl.* freezing)[3] dell'andatura e bradicinesia (lentezza dei movimenti). Il paziente del caso 4 presentava anche difficoltà a verbalizzare le parole (palilalia o perdita di prosodia e modificazioni del tono e del ritmo, come "mangiarsi le parole"); il paziente del caso 3, un sessantottenne, mostrava un certo grado di perdita di memoria. Ad ogni paziente vennero quotidianamente somministrate iniezioni di tiamina. Per i casi 1 e 5, il dosaggio era di 100 mg di tiamina al giorno, mentre per i casi 2, 3 e 4, il dosaggio era di 200 mg di tiamina al giorno. Nello studio non è stata fornita spiegazione alcuna in merito alla scelta dei diversi dosaggi, scelta che non sembra fosse neppure correlata ai loro livelli di tiamina pre-trial. Ad esempio, il caso 1 aveva il livello di tiamina più basso, il ché avrebbe suggerito un fabbisogno maggiore, mentre in realtà gli venne somministrato il dosaggio più basso. La scelta non sembrava essere correlata nemmeno al periodo di tempo trascorso dalla diagnosi di Parkinson, poiché il caso 5, anche qui con la somministrazione del dosaggio più basso, era in realtà quello con la diagnosi più datata.

Il quarto giorno di sperimentazione, i cinque partecipanti vennero nuovamente sottoposti ad osservazione e tutti mostrarono miglioramenti significativi, fra cui riduzione della rigidità facciale (ed indicati nello studio come "sorridenti"), la loro camminata migliorò evidenziando falcate più lunghe e più oscillazioni delle braccia; anche i tremori sembrarono in generale ridursi. Peccato che i ricercatori si siano limitati all'osservazione dei soli cambiamenti dei sintomi motori e non abbiano invece commentato possibili miglioramenti dei sintomi non motori, come affaticamento, ansia, annebbiamento mentale, apatia, sonno difficile, ecc..., che ora sappiamo a volte essere i primi segnali di un effetto positivo dell'assunzione di vitamina B_1. Dopo dieci giorni, ai casi 2, 3 e 4 vennero sospesi i farmaci per il Parkinson a base di levodopa "senza alcuna ricaduta sulle loro capacità motorie". Dei casi 1 e 5 invece non conosciamo i risultati di ulteriori studi di monitoraggio.

Sebbene questo studio abbia dimostrato chiaramente che i pazienti con Parkinson possono rispondere in modo molto favorevole ed in un brevissimo lasso di tempo a dosaggi elevati di tiamina, le conclusioni sollevano molte più domande delle risposte che esso ci ha fornito. Purtroppo è stato uno studio molto breve, senza indicazioni su cosa sia successo ai casi 2, 3 e 4 dopo il monitoraggio di dieci giorni o se abbiano continuato o meno con la somministrazione giornaliera di 200 mg di tiamina per via intramuscolare (iniezione). Nella loro ricerca, Lu'o'ng e Nguyen somministrarono un dosaggio considerevolmente più alto di quello utilizzato da Costantini e colleghi nelle loro ricerche (2013, 2015). Costantini notò, e l'esperienza personale me lo ha dimostrato, che se il dosaggio somministrato è troppo alto, i sintomi possono peggiorare. I pazienti partecipanti a questo studio riuscirono ad evitare questo problema? E infine, per quanto tempo i tre partecipanti a cui vennero tolti i farmaci per il Parkinson proseguirono con successo senza ricorrervi nuovamente?

Costantini ed i suoi colleghi condussero gli studi a Viterbo, in Italia, e i loro casi clinici (2013) riguardarono tre pazienti, due donne ed un uomo, di età compresa tra 74 e 79 anni, appena diagnosticati e non ancora sottoposti a trattamento farmacologico per il Parkinson. I pazienti vennero dapprima valutati con la Unified Parkinson's Disease Rating Scale (UPDRS)[4]. Un paziente venne valutato anche con la Fatigue Severity Scale (FSS)[5]. Ognuno di loro presentava bradicinesia, rigidità, ridotta espressività facciale con battito delle ciglia poco frequente, mancanza di oscillazione delle braccia durante le camminate e tremore continuo a riposo. La loro tiamina plasmatica totale venne misurata e risultò rientrante nell'intervallo di riferimento ottimale. A ciascun paziente vennero prescritti 100 mg di tiamina per via parenterale (iniezione) due volte a settimana, un quantitativo sostanzialmente inferiore al dosaggio giornaliero utilizzato da Lu'o'ng e Nguyen. Contemporaneamente alle iniezioni di vitamina B_1, ai pazienti del dottor Costantini venne anche somministrato un basso dosaggio di vitamine del complesso B. Dopo 15 giorni, i tre partecipanti vennero riesaminati. Ora tutti e tre mostravano un tono muscolare normale, con una riduzione del tremore a riposo ed un aumento dell'oscillazione delle braccia nel camminare. I loro punteggi clinici UPDRS rivelarono un considerevole miglioramento dei sintomi. La fatica del caso 3 regredì quasi completamente. Costantini concluse che i sintomi del Parkinson sono la manifestazione visibile di una carenza di tiamina, probabilmente dovuta ad una disfunzione del trasporto attivo di quest'ultima all'interno delle cellule oppure ad una disfunzione strutturale. Era convinto che le iniezioni di tiamina possano svolgere un ruolo importante nel ripristinare i neuroni sopravvissuti e nel limitare la progressione della malattia, questo in quanto la disfunzione dei processi dipendenti dalla tiamina potrebbe essere una via patogena primaria che porta alla scomparsa dei neuroni dopaminergici e non dopaminergici nel Parkinson (Costantini et al. 2013, Jhala e Hazell 2011).

Costantini ed i suoi colleghi, in relazione alla terapia, menzionano tre "punti acquisiti". In primo luogo, questa è immediatamente disponibile. In secondo luogo, non esiste uno studio in letteratura in cui siano stati osservati effetti avversi legati all'uso quotidiano di alti dosaggi di tiamina. E, in terzo luogo, il loro caso clinico costituisce una speranza concreta per il trattamento del Parkinson.

Se la ricerca del 2013 di Costantini e colleghi incluse solo tre casi di studio e limitatamente per 15 giorni, il lavoro del 2015 invece ci fornisce uno studio più ampio e più lungo. Vennero reclutati 50 pazienti con Parkinson, 33 uomini e 17 donne. La loro età media era di 70 anni e la durata media della malattia era di sette anni. Sette dei pazienti non avevano ancora assunto farmaci per il Parkinson. All'inizio dello studio, tutti i partecipanti ricevettero un punteggio clinico utilizzando la Unified Parkinson's Disease Rating Scale (UPDRS) e la Fatigue Severity Scale (FSS). In seguito, vennero trattati con 100 mg di tiamina somministrata per iniezione intramuscolare due volte a settimana; tutto questo senza introdurre alcuna modifica ai farmaci per il Parkinson o alla terapia individuale. Durante la terapia, tutti i pazienti vennero nuovamente valutati dopo un mese e poi ogni tre mesi. Il periodo di monitoraggio durò tra 95 e 831 giorni.

Il trattamento con iniezioni di tiamina portò a evidenti miglioramenti dei sintomi motori tra i cinquanta partecipanti, invariabilmente tra uomini e donne, giovani e anziani, o tra coloro che assumevano farmaci per il Parkinson o meno. La durata della malattia ha fatto la differenza in quanto coloro che soffrivano di malattia di Parkinson da più tempo, sono migliorati in misura maggiore rispetto ai nuovi diagnosticati. I partecipanti che avevano segnalato affaticamento prima del trattamento con tiamina, riscontrarono che i loro livelli di energia erano migliorati in modo significativo. I tre pazienti con chiari sintomi di demenza all'inizio della terapia, al successivo controllo mostrarono un miglioramento dei punteggi cognitivi. I pazienti migliorarono nel corso di circa tre mesi e poi mantennero stabile, per l'intera durata dello studio, il livello di progresso raggiunto; inoltre, nessuno dei pazienti in trattamento con Levodopa dovette ricorrere ad aumentarne il dosaggio e, tra coloro che all'inizio dello studio non assumevano farmaci per il Parkinson, nessuno ebbe bisogno di ricorrervi. Nessuno dei pazienti manifestò effetti avversi dall'assunzione di tiamina o fu costretto ad interrompere il trattamento.

Costantini indicò, tra i limiti del suo studio del 2015, l'assenza dell'elemento più rilevante, il controllo con placebo, sebbene i miglioramenti clinici osservati nei suoi pazienti fossero stati continui e stabili durante un lungo periodo di monitoraggio, e di conseguenza non suggerissero alcun effetto placebo. Inoltre, egli decise anche di introdurre la terapia con tiamina ai suoi pazienti senza fornire loro alcuna informazione sul possibile esito. Infine, il dottor Costantini cercò di evitare il problema del *bias di selezione* includendo consecutivamente, senza previa selezione, tutti i pazienti affetti da Parkinson che visitavano il suo reparto.

Nei casi in cui i pazienti fossero già in cura con farmaci per il Parkinson, Costantini inquadrò la tiamina ad alto dosaggio come una terapia aggiuntiva da affiancare a questi ultimi. Durante lo studio non tentò mai di togliere ai suoi pazienti i farmaci a base di levodopa, anche se costoro mostrarono di aver raggiunto miglioramenti molto significativi nei sintomi. A differenza di Lu'o'ng e Nguyen (2012), Costantini non presentò mai la tiamina come "cura" e credeva che farmaci come la Levodopa giocassero ancora un ruolo importante nella terapia complessiva del paziente. Egli riteneva anche che, da sola, la tiamina ad alto dosaggio non fosse in grado di portare ad una completa regressione dei sintomi motori, a meno che la malattia non avesse avuto un'insorgenza molto recente. Questo, a suo avviso, poteva essere dovuto al fatto che, anche se la tiamina ripristina la piena funzionalità delle cellule superstiti e contestualmente sembra fermare lo sviluppo del Parkinson, le cellule lasciate intatte dall'aggressione della malattia sono in numero talmente limitato, da non essere in grado di sopperire a tutti i sistemi funzionali dipendenti da una *substantia nigra* sana (www.highdosethiamine.org).

Sia Lu'o'ng e Nguyen (2012) che Costantini et al. (2013, 2015) somministrarono ai loro pazienti "tiamina parenterale", il che significa che quest'ultima venne somministrata tramite iniezione. Lu'o'ng e Nguyen citano diversi studi che suggeriscono che l'assorbimento intestinale della tiamina, somministrata per via orale, potrebbe in alcuni casi risultare compromesso. Pfeiffer (2003) afferma che la disfunzione gastrointestinale è comune nei pazienti con Parkinson e questo può potenzialmente influenzare negativamente l'esito dell'intervento terapeutico. Baum e Iber (1984) suggeriscono che, sebbene l'assorbimento intestinale della tiamina avvenga in quantità sufficiente nei giovani, a sua volta può ridursi con l'età. Baker et al. (1980) hanno dimostrato che solo la somministrazione intramuscolare di tiamina è stata in grado di correggere le carenze di tiamina nei soggetti di età superiore ai 60 anni. Come si vedrà nei prossimi due capitoli, la somministrazione orale di tiamina è sia raccomandata che ampiamente efficace in molti casi in cui non sia disponibile la forma iniettabile; in tali evenienze però, il dosaggio deve essere sufficientemente alto da bypassare eventuali problemi di assorbimento gastrointestinale.

Le tesi

Costantini e i suoi colleghi (2015) suggerirono che, grazie alla tiamina ad alto dosaggio "il miglioramento del metabolismo energetico dei neuroni superstiti della *substantia nigra*, potrebbe portare ad un aumento della sintesi e del rilascio di dopamina endogena, ad una maggiore attività degli enzimi tiamina-dipendenti o ad un migliore utilizzo della levodopa esogena.".

Non c'era carenza di tiamina nel sangue al basale, e il fatto che alti dosaggi di tiamina avessero un effetto così positivo sui sintomi portò Costantini a suggerire che i segnali del Parkinson siano il risultato di una carenza di tiamina a livello neuronale, probabilmente dovuta ad una disfunzione del trasporto attivo intracellulare di tiamina o ad anomalie enzimatiche strutturali.

Inoltre, esiste un'interessante connessione tra tiamina e alfa-sinucleina. Mutazioni nell'alfa-sinucleina sono associate alla malattia di Parkinson familiare ad esordio precoce; tale proteina si aggrega in modo anomalo nella malattia di Parkinson, nella malattia dei corpi di Lewy e in altre malattie neurodegenerative (Goedert, 2001). Uno studio sull'effetto della tiamina sull'alfa-sinucleina ha suggerito che un aumento della tiamina intracellulare potrebbe ridurre la concentrazione di alfa-sinucleina e, conseguentemente, ridurre l'aggregazione di quest'ultima (Brandis et al., 2006).

Effetti indesiderati

Costantini riferì che, tra gli oltre 2.500 pazienti trattati con iniezioni intramuscolari di tiamina, ebbe solo quattro episodi di reazioni allergiche (www.highdosethiamine.org). Nello studio di Costantini e Pala sulla tiamina ad alto dosaggio per il trattamento di pazienti con colite ulcerosa e morbo di Crohn (2013 D), un paziente riportò una lieve tachicardia, risolta riducendo il dosaggio. Alcuni pazienti riferirono insonnia, risolta somministrando l'ultima iniezione entro le 17:00. Non sono stati segnalati effetti indesiderati nei casi di studio sulla fibromialgia (Costantini et al. 2013 E) e sclerosi multipla (Costantini et al. 2013 D). Nel loro studio del 2015 sull'uso di tiamina ad alti dosaggi con pazienti affetti da malattia di Parkinson, Costantini e i suoi colleghi riferirono: *"Nessun paziente manifestò reazioni avverse o interruppe il trattamento, l'unico problema clinico da monitorare nei pazienti con diabete trattati con insulina fu il lieve aumento dei livelli di glicemia e il conseguente aumento del dosaggio di insulina"*. Bager et al. (2021), nel loro studio sulla tiamina con pazienti con affaticamento da IBD[6] riscontrarono solo lievi effetti indesiderati. *"Poiché la tiamina è una vitamina idrosolubile con capacità di drenaggio renale, il rischio di accumulo di tiamina è limitato nei pazienti con funzione renale normale."*.

È indiscutibile che la tiamina abbia, come dimostrato da questi studi – seppur limitati –, un effetto significativo sui sintomi delle persone con Parkinson. Al dottor Costantini, che ha trattato in tutto circa 4.000 pazienti, è stato continuamente chiesto perché altri neurologi non conoscessero o non fossero interessati alla terapia con tiamina. Lui rispondeva invariabilmente che non ne aveva idea. La medicina ufficiale tuttora sostiene che i sintomi non motori del Parkinson non sono trattabili, mentre il dottor Costantini affermò che i sintomi non motori sono, al contrario, i più sensibili al trattamento con la HDT rispetto a quelli motori. Questa terapia non è una cura. In nessuna pubblicazione Costantini suggerisce che lo sia. Tuttavia, alle persone, uomo o donna, affette da Parkinson, la HDT offre la possibilità di vivere in una condizione fisica e psicologica migliore, prima impensabile.

Il dottor Derrick Lonsdale, un esperto di tiamina, ha scritto (2021):

"[...] Sembra che questo gruppo italiano abbia riportato prove cliniche sufficienti dell'effetto benigno e non tossico (della tiamina ad alto dosaggio, n.d.t.), tali da "infiammare" il mondo della medicina. Il concetto di utilizzare una molecola, essenziale per la vita, ad alto dosaggio, come fosse un farmaco, richiederà senza dubbio ulteriori conferme, ma sarebbe illogico ignorare i loro risultati".

Guardando al futuro

Concludo questo capitolo con le parole dei colleghi del Dott. Costantini; il Dott. Roberto Fancellu (neurologo), il Dott. Marco Colangeli (scienziato ambientale) e la Sig.ra Maria I. Pala (infermiera), attualmente in cerca di finanziamenti per realizzare finalmente uno studio completo:

"Oggi molte persone potrebbero beneficiare di questa terapia. Ma affinché ogni paziente nel mondo possa ricevere la HDT attraverso canali medici istituzionali, questa deve prima essere approvata da diverse amministrazioni internazionali, come la Food and Drug Administration (FDA) statunitense e l'Agenzia europea per i medicinali (EMA)."

"Solo i risultati positivi di uno studio clinico ben progettato soddisferanno il processo di approvazione. In particolare, dobbiamo condurre uno studio randomizzato, in doppio cieco, controllato con placebo che copra un numero rappresentativo di pazienti e abbracci un periodo di tempo necessario per completarlo. Tale ricerca richiede finanziamenti adeguati, per tutta la durata della sperimentazione."

"Trovare le fonti adatte di finanziamento e presentare domande di finanziamento richiede attenzione e impegno costanti. Ma dobbiamo raccogliere la sfida, perché i risultati positivi di un solido studio clinico in primis confermerebbero l'efficacia della terapia con i dovuti crismi di scientificità e significatività statistica; in seconda battuta ci permetterebbero finalmente di comprendere i suoi meccanismi d'azione e, potenzialmente, ci indicherebbero la strada per migliorarne ulteriormente l'efficacia."

"A tal fine, abbiamo lanciato una campagna "gofundme" con l'obiettivo finale di raccogliere fondi per far avanzare la terapia HDT nel processo di approvazione e per rendere disponibili le informazioni sulle nostre esperienze finora acquisite direttamente a pazienti, professionisti medici e agli altri operatori sanitari" (www.highdosethiamine.org).

In questo capitolo ho cercato di mettere in evidenza che, nella ricerca – attualmente alquanto limitata –, la tiamina ha dimostrato di avere un effetto positivo molto significativo sui sintomi della malattia di Parkinson. Inoltre, la terapia con tiamina ad alto dosaggio è immediatamente disponibile, poco costosa e sicura. Poiché al momento non si intravedono all'orizzonte altre terapie in grado di rallentare la progressione del Parkinson o di migliorarne i sintomi in modo sicuro, questa terapia ha molto da offrire e vi è l'urgente necessità di un progetto di ricerca approfondito per esplorare l'efficacia della terapia e perfezionarne l'adozione e l'uso diffuso.

Il Parkinson è una malattia degenerativa. C'è un senso di urgenza affinché neurologi, medici e infermieri che si occupano di Parkinson vengano a conoscenza di questa terapia e offrano ai loro pazienti la possibilità di provarla. Per molti malati ciò potrebbe significare avere una vita sostanzialmente migliore.

3. La terapia

Questo capitolo illustra la terapia con tiamina ad alto dosaggio (HDT) sulla base delle attuali conoscenze; per questo motivo, quanto di seguito descritto va inteso unicamente come una guida per orientarsi. La HDT non è una terapia "standardizzata", infatti, a parità di dosaggio, ogni paziente risponderà in maniera diversa e con tempi diversi. I pazienti dovranno perciò svolgere un ruolo attivo nell'arrivare a stabilire quale sia il "giusto dosaggio" per la loro condizione. Questo richiede di procedere per tentativi ed errori e, soprattutto, richiede di munirsi di pazienza. Tuttavia, una volta individuato il "giusto dosaggio" individuale, i potenziali benefici che si hanno per chi soffre di Parkinson sono spesso rilevanti e ripagano ogni sforzo.

Sebbene in questo capitolo mi rivolga direttamente a tutte le persone affette da Parkinson, il consiglio è di avvalersi della supervisione di un neurologo esperto e ben informato sulla terapia. Laddove ciò non fosse possibile, è opportuno discutere dell'intenzione di provare la HDT con il proprio medico curante.

Quale forma di tiamina usare?

In questo libro vengono trattate tre forme di tiamina: 1) iniezioni intramuscolari; 2) compresse, capsule o polvere orali di *tiamina cloridrato* e 3) compresse di tiamina mononitrato sublinguale. Ognuna offre vantaggi e svantaggi di utilizzo e tutte possono generare buoni risultati dal momento in cui viene trovato il "giusto dosaggio" per ciascun individuo.

In commercio si possono trovare anche altri derivati della tiamina. Ad esempio, la benfotiamina è una forma liposolubile. Il dottor Lonsdale, sul suo sito web (www.hormonesmatter.com/navigating-thiamine-supplements/) fa tuttavia notare che un rapporto pubblicato suggerisce che la benfotiamina non attraverserebbe la barriera ematoencefalica.

L'allitiamina, naturalmente presente nell'aglio, e la sua controparte sintetica TTFD (*tiamina tetraidrofurfurile*), sono state ampiamente utilizzate dal dottor Lonsdale nel trattamento dei suoi pazienti affetti da Parkinson. Per ora nessuno di questi derivati è stato testato in ricerche che ne studino l'effetto sul Parkinson e non vi sono nemmeno sufficienti testimonianze sui loro effetti. Al momento, quindi, non è possibile fornire consigli sul loro uso nella HDT per il Parkinson.

Iniezioni intramuscolari

Negli studi discussi nel capitolo precedente, la tiamina è stata somministrata tramite iniezione intramuscolare. Questa modalità di assunzione presenta due vantaggi: i miglioramenti nei sintomi sembrano comparire rapidamente ed è un modo più sicuro di assumere la tiamina per le persone con problemi di deglutizione.

Per molti pazienti, tuttavia, vi è l'ostacolo dei loro professionisti sanitari non in grado di somministrare iniezioni su base regolare; per chi fa da sé, il principale ostacolo da sormontare è rappresentato dall'auto-somministrazione delle iniezioni (in pochi sanno come fare). Inoltre, il dottor Costantini evidenziò una controindicazione per i pazienti in cura con anticoagulanti (ad es. Coumadin o Sintrom) e suggerì loro di non usare iniezioni di tiamina in quanto potrebbero causare un ematoma.

Tiamina cloridrato per uso orale

In alternativa alle iniezioni intramuscolari, il dottor Costantini raccomandava l'uso di tiamina per via orale, sottolineando l'importanza di usare la forma chimica cloridrato (in *ingl*. HCL) anziché mononitrato. Entrambe sono forme di tiamina sintetiche, ma quella cloridrato è più solubile in acqua e quindi è più difficile che si accumuli nell'organismo. Inoltre, sebbene sia improbabile che bassi livelli di tiamina mononitrato causino problemi degni di nota, i gruppi nitrato (che sono presenti nelle molecole di tiamina mononitrato) possono accumularsi nei reni e indurre calcoli renali, formando composti nitrati insolubili quando la tiamina viene assunta in dosaggi elevati.

Il principale vantaggio dell'utilizzo della tiamina cloridrato orale è la sua facile reperibilità in commercio, con un'ampia gamma di prodotti e forme di assunzione tra cui scegliere: in compresse, in capsule o in polvere. La maggior parte delle persone utilizza compresse o capsule da 500 mg ciascuna. Assicuratevi che sia la versione cloridrato e che non contenga altri integratori. Alcune compresse o capsule di vitamina B_1 contengono anche magnesio, in realtà queste andrebbero evitate per prevenire un sovradosaggio di quest'ultimo.

Le versioni orali di tiamina, tuttavia, presentano anche degli svantaggi. La compressa/capsula compie un lungo percorso attraverso il corpo prima di essere assorbita. Viene dapprima ingerita, quindi digerita e infine assorbita attraverso i minuscoli vasi sanguigni situati nella parete dell'intestino tenue, da dove passa nel sistema circolatorio e si diffonde in tutto il corpo. Per fornire la massima efficacia, quindi, la tiamina deve essere in grado di resistere all'ambiente altamente acido dello stomaco, passare attraverso il rivestimento dell'intestino tenue, e resistere alla filtrazione o all'eliminazione da parte del fegato prima di raggiungere il resto dell'organismo (https://compoun dingrxusa.com/blog/compounding-sublingual-medications/).   In conseguenza di ciò, la versione orale della vitamina B_1 deve essere assunta in dosaggi piuttosto elevati e potrebbero essere necessarie diverse compresse/capsule al giorno prima di raggiungere il proprio dosaggio ottimale. Poiché alcune persone hanno riscontrato che l'assunzione di vitamina B_1 nel tardo pomeriggio o alla sera può interferire con il sonno, il dosaggio dovrebbe essere suddiviso come segue: prendere metà del dosaggio con o senza colazione e il resto con o senza pranzo, oppure, in alternativa, il dosaggio completo può essere assunto in un'unica soluzione al mattino.

Il dottor Costantini consigliava inoltre di non assumere compresse/capsule con succhi di frutta ma solo con acqua. Alcuni nutrizionisti raccomandano anche di evitare sia il caffè che il tè perché contengono tannini, i quali potrebbero reagire con la tiamina, convertendola in una forma difficile da assorbire per l'organismo. Altri ritengono che l'interazione tra caffè, tè e tiamina potrebbe non essere importante a patto che la dieta non sia povera di vitamina C. La vitamina C, infatti, sembra prevenire l'interazione tra tiamina e tannini presenti nel caffè e nel tè (medlineplus.gov). Nel dubbio, la tiamina potrebbe essere assunta un'ora prima o dopo il tè/caffè.

Compresse sublinguali

Una forma di tiamina che non comporta la somministrazione di iniezioni o l'assunzione di un numero elevato di compresse o capsule orali, è la compressa sublinguale. Quest'ultima non era disponibile in Italia all'epoca in cui il dottor Costantini consigliava i suoi pazienti e, di conseguenza, non è mai stata da lui menzionata.

La compressa sublinguale di vitamina B_1 viene assunta posizionandola sotto la lingua, dove si dissolve rapidamente grazie alle mucose sublinguali per poi entrare direttamente in circolazione tramite i minuscoli vasi sanguigni sottostanti. In conseguenza di ciò, le compresse sublinguali presentano una maggiore efficacia farmacodinamica. Mentre normalmente i farmaci assunti per via orale spesso diminuiscono di efficacia dopo essere stati esposti agli acidi dello stomaco e alle filtrazioni del fegato, le compresse sublinguali, se assunte correttamente, forniscono l'intera quantità di tiamina direttamente nel flusso sanguigno e, di conseguenza, sono necessari dosaggi notevolmente inferiori.

Le compresse sublinguali rappresentano anche una forma di assunzione più idonea per coloro che soffrono di problemi di deglutizione e/o di digestione. La compressa ha un sapore piuttosto amaro, ma la maggior parte dei pazienti scopre che questo aspetto diventa sempre meno evidente dopo un po' di tempo di utilizzo.

È molto importante che la compressa sublinguale venga assunta correttamente e a tal proposito si raccomanda la procedura seguente:

1. come prima cosa, bere un bicchiere di acqua al mattino (prima di lavarsi i denti, bere o mangiare qualcosa). Ciò garantisce che ci sia sufficiente saliva per sciogliere la compressa;
2. attendere dieci minuti;
3. posizionare la compressa esattamente sotto la lingua. Si dissolverà molto rapidamente (non dovete ingoiarla);
4. non mangiare, bere o lavarsi i denti per almeno 30-45 minuti. Cibo o liquidi possono infatti drenare via una parte del dosaggio. Non fumare né masticare tabacco nelle due ore antecedenti o successive all'assunzione della compressa. Entrambi possono impedire alle mucose sotto la lingua di assorbire correttamente la tiamina.

Ci sono diverse compresse sul mercato spacciate per compresse sublinguali, semplicemente perché si dissolvono sotto la lingua. Per quanto ne so, l'unica compressa sublinguale di vitamina B_1 attualmente disponibile in commercio è prodotta dalla ditta *"Superior Source"*. Questa compressa è composta da mononitrato di tiamina e, sebbene abbiamo spiegato che questa non sia la forma ottimale per la somministrazione orale, dovrebbe essere abbastanza sicura se assunta per via sublinguale poiché non passa attraverso la digestione e viene assunta in dosaggi di molto inferiori rispetto alla tiamina orale.

L'elenco dei siti Web che vendono tiamina nelle sue varie forme potete trovarlo nella sezione "Indirizzi utili", alla fine del libro.

Qual è il "giusto dosaggio"?

Purtroppo non esiste una risposta rapida o univoca a questa domanda, poiché il dosaggio utile è individuale e specifico per ogni persona. Esso può variare in base al peso corporeo, alla durata della malattia, alla gravità dei sintomi e ad altri fattori ancora ignoti al momento dell'inizio della terapia. Sappiamo, tuttavia, che se non viene assunta abbastanza vitamina B_1, non ci saranno miglioramenti e che, in caso di eccesso, ci sarà anche qui un temporaneo peggioramento dei sintomi, rapidamente remissibili interrompendo l'assunzione di vitamina B_1 per una o due settimane, per poi ricominciare da capo con un dosaggio più basso.

Fino a quando la ricerca non chiarirà le linee guida essenziali per stabilire a priori il dosaggio individuale specifico per ciascuna persona, il problema resta e deve essere risolto per tentativi ed errori. Nonostante questa difficoltà, il mio scopo qui è anche quello di illustrare alcuni suggerimenti e indicazioni che, si spera, renderanno più facile trovare il proprio dosaggio ottimale.

Da quale dosaggio partire?

Il dosaggio minimo di tiamina che determina miglioramenti, sia nella forma iniettabile che sublinguale, non sembra variare così tanto come invece accade se la tiamina viene assunta per via orale. I dosaggi che menzionerò a breve più in basso, per le forme intramuscolare e sublinguale, sono proprio quelli con cui in definitiva le persone hanno ottenuto benefici; per la forma orale, invece, i dosaggi che ho elencato si riferiscono al quantitativo minimo per l'inizio del trattamento dei sintomi.

In principio, il dottor Costantini raccomandava un dosaggio terapeutico per la tiamina cloridrato orale, compreso tra 2.000 mg e 4.000 mg. Tuttavia, mentre lavorava con pazienti di tutto il mondo via e-mail, si accorse che i pazienti di origine anglosassone (Nord Europa e USA) e africani, richiedevano dosaggi più bassi per ottenere gli stessi risultati clinici rispetto ai suoi pazienti italiani. L'intervallo medio di dosaggi di successo utilizzato dalle persone sul forum dedicato al Parkinson (https://healthunlocked.com/cure-parkinsons) sembra essere compreso tra 1.500 mg e 2.500 mg, ma in ogni caso è preferibile iniziare col dosaggio inferiore per testare che non vi sia qualche reazione allergica alla tiamina e, inoltre, per vedere se un basso dosaggio sia sufficiente nel proprio caso. Infatti, due delle persone che hanno voluto condividere le loro esperienze, pubblicate nel *Capitolo 4*, hanno scoperto che, per loro, il dosaggio orale che ha prodotto risultati positivi era inferiore a 200 mg.

Dosaggi iniziali consigliati per ciascuna delle forme di tiamina:

2 x 25 mg (o 1 x 50 mg) soluzione **intramuscolare** a settimana

200 mg di tiamina HCL **orale** al giorno (o eventualmente 100 mg due volte al giorno, 100 mg al mattino e 100 mg all'ora di pranzo).

1 x 50 mg di B1 **sublinguale** il lunedì, mercoledì e venerdì ogni settimana (o 1 x 25 mg ogni giorno)

Sottolineo subito che quelli sopra indicati non sono in alcun modo dosaggi equivalenti. Dal momento che la capacità di assorbimento orale dipende fortemente dalla funzione gastrointestinale e dalla capacità di assorbire i nutrienti di ciascuna persona, è un'impresa improba suggerire un dosaggio con effetto equivalente. Questi sono, quindi, solo suggerimenti per iniziare il proprio percorso. Per alcune persone, anche questi dosaggi, seppur bassi, potrebbero al contrario rivelarsi troppo alti. Quindi, fate attenzione alla possibilità di sintomi di sovradosaggio, che verranno discussi a breve.

La gamma di dosaggi orali efficaci è piuttosto ampia (oscilla tra 100 mg e 4.000 mg al giorno),ma le dosi intramuscolari soddisfacenti sembrano essere 1 x 50 mg o 2 x 50 mg a settimana.

Finora sono stati raccolti pochi dati riguardo al dosaggio migliore nella forma sublinguale, ma una compressa da 25 mg al giorno è quella che ha sostanzialmente ottenuto buoni risultati per un certo numero di persone, me compreso. È improbabile che sia necessaria più di una compressa da 100 mg al giorno.

Nel corso del tempo ho dovuto ridurre il dosaggio per evitare sintomi di sovradosaggio e ora prendo solo 2 compresse sublinguali da 12,5 mg a settimana.

Monitorare i sintomi

In che modo posso scoprire se ho raggiunto il mio "giusto dosaggio"?

Molto semplicemente, quando i sintomi del Parkinson migliorano. È molto comune, tuttavia, non percepire immediatamente questi cambiamenti, come so per esperienza personale. Pertanto, per evitare di non cogliere i segni di miglioramento raggiunti, suggerisco di prendere in considerazione l'utilizzo di uno o più dei metodi di monitoraggio di seguito descritti.

Il dottor Costantini era solito testare i progressi dei suoi pazienti tramite il cosiddetto *Pull test* ("*Prova di trazione*"). Le istruzioni per eseguire il *Test* sono le seguenti:

1. il soggetto è comodamente in piedi, con i piedi alla larghezza delle spalle e gli occhi aperti;
2. l'esaminatore si trova alle spalle del soggetto;
3. il soggetto viene istruito a fare tutto il necessario per non cadere; l'esaminatore vigila sempre affinché il paziente non cada, rassicurandolo in tal senso;

4. l'esaminatore esercita quindi un'improvvisa, breve spinta all'indietro alle spalle del soggetto con una forza sufficiente a far sì che il soggetto abbia bisogno di ritrovare l'equilibrio posturale. Per eseguire correttamente il *Test*, il soggetto è all'oscuro di quando l'esaminatore effettuerà la spinta.

Alla fine del *Test*, vengono contati i passi necessari per ritrovare l'equilibrio posturale. In una normale risposta alla prova di trazione, per evitare di cadere, la persona rimane ferma oppure indietreggia di uno o due passi. Un malato di Parkinson, invece, spesso avrà bisogno di ulteriori aggiustamenti posturali prima di riprendersi o potrebbe aver bisogno di essere assistito per evitare che il test gli procuri una caduta.

Il dottor Costantini considerava la corretta esecuzione del *pull test* come indicatore che era stato trovato il giusto dosaggio. Potrebbe essere necessario attendere fino ad un mese perché il dosaggio ottimale consenta la normalizzazione dei risultati del *pull test*. Secondo l'esperienza del dottor Costantini, i farmaci per il Parkinson non hanno contribuito a migliorare l'esito di questo test, la vitamina B_1 invece sì.

Troverete su YouTube brevi video che mostrano il dottor Costantini mentre conduce prove di trazione con alcuni dei suoi pazienti. Ecco qualche esempio:

MARCO P PD DUE anni dopo TH

https://youtu.be/yyts9USMTos?si=Yz6k72DSoDlcxUWJ

Test di trazione del paziente 18 PD6 https://youtu.be/YEejV3NmY98

PZ1 febbraio https://youtu.be/IPxxkCZJbyo

Potrebbe essere una buona idea anche quella di realizzare dei mini-video prima e dopo la terapia, mentre il paziente parla, cammina ed esegue la prova di trazione. Servono al paziente per vedersi in azione in un secondo momento. I miglioramenti, infatti, possono essere così graduali che persino le persone con cui convivete potrebbero non accorgersi dei sottili cambiamenti. I video offrono l'opportunità di osservarsi e confrontarsi su una linea temporale abbastanza lunga, tale da rendere evidente l'entità degli eventuali miglioramenti, i quali spesso vi sorprenderanno.

Un altro modo per monitorare i miglioramenti, consiste nel compilare il questionario denominato "Scala Unificata di Valutazione della Malattia di Parkinson" (UPDRS). Lo potete trovare qui (in inglese, *n.d.t.*)   https://www.mdapp.co/unified-parkinson-s-disease-rating-scale-updrs-calculator-523/

Questa scala è uno strumento di misurazione utilizzato per valutare i sintomi del Parkinson nei pazienti trattati. Compilare il questionario ogni settimana sarebbe un modo molto accurato per monitorare i propri cambiamenti.

Anche tenere un diario aggiornato, scegliendo i sintomi da valutare, è un buon modo per monitorarsi. In alternativa, potreste chiedere ai vostri amici e/o familiari, o a chiunque vi veda spesso e vi conosca bene, di farvi sapere se pensano che stiate meglio. Non aspettatevi di riconoscere immediatamente i cambiamenti o di riuscirvi da soli. I cambiamenti talvolta possono essere così graduali e inizialmente così lievi che è facile non notarli subito. Talvolta ciò potrebbe erroneamente indurvi a ritenere che il dosaggio usato non abbia effetti su di voi, spingendovi troppo presto ad aumentarlo.

Identificare i sintomi da sovradosaggio

Un segno distintivo inequivocabile, quando il dosaggio di vitamina B_1 assunto è troppo alto, potrebbe essere un peggioramento dei sintomi. Forse la stitichezza che inizialmente era migliorata, si è ripresentata; forse una spalla è diventata nuovamente dolorante, o il tremore da fermo sembra peggiorato, o forse è emerso un nuovo sintomo. Spesso le persone che assumono un eccessivo dosaggio di vitamina B_1 lamentano di avere una sensazione di nervosismo o di ansia sostanzialmente inspiegabile. Una persona ha riferito di sentirsi come se avesse bevuto troppi caffè.

L'altro giorno osservavo il mio nipotino mentre armeggiava con un giocattolo a molla. Se girava appena un po' l'avvolgitore, il giocattolo compiva un breve tragitto e poi si fermava. Se invece girava con forza l'avvolgitore, caricandolo fino a fine corsa, il giocattolo roteava vorticosamente all'impazzata, incapace di fermarsi finché la molla non esauriva tutta la sua carica. Ecco, questa è la metafora che meglio descrive i sintomi di sottodosaggio e sovradosaggio!

Se avete il sospetto che il dosaggio di vitamina B_1 che assumete sia troppo alto, interrompetelo immediatamente, anche per una o due settimane o comunque fino alla scomparsa dei sintomi, quindi riprendete l'assunzione di vitamina B_1, ma con un dosaggio inferiore.

Siate pazienti!

È importante concedersi un periodo di tempo sufficientemente adeguato affinché appaiano evidenti i miglioramenti legati al dosaggio raggiunto fino a quel momento. Alcune persone riportano di aver impiegato fino a sei settimane prima di notare eventuali miglioramenti.

Per garantire che i miglioramenti abbiano il tempo di palesarsi, occorre mantenere ogni cambio di dosaggio per almeno due intere settimane; il mio personale suggerimento è di attendere da quattro a sei settimane per ciascun dosaggio.

Se siete normopeso e/o di recente diagnosi, è probabile che basti un basso dosaggio per iniziare la terapia. Viceversa, se siete sovrappeso e/o i vostri sintomi sono in uno stato avanzato, potreste aver bisogno di un dosaggio più alto. Scorrendo i resoconti personali nel *Capitolo 4*, vi accorgerete della mutevole variabilità nei dosaggi iniziali con cui le persone hanno riscontrato dei benefici, in particolare nei casi di terapia basata su tiamina cloridrato (HCL) orale.

Non barate

Spesso si è tentati di provare diverse terapie promettenti contemporaneamente. Siete comprensibilmente impazienti di migliorare la vostra salute e sentite che non è importante quale terapia vi fa stare meglio, purché lo faccia. Tuttavia, poiché la vitamina B_1 vi sarà di beneficio solo se individuerete il corretto dosaggio, vi deve essere assolutamente chiaro qual è la causa, se effettivamente ve ne è una, che sta influenzando i vostri sintomi. Pertanto, quando si prova la vitamina B_1, è fondamentale non aumentare i dosaggi degli altri farmaci, aggiungere altri integratori o modificare il regime terapeutico individuale in qualsiasi altro modo fino a quando non si è stabilito con precisione il corretto dosaggio individuale di vitamina B_1.

Mantenimento

Una volta individuato il dosaggio ottimale che per voi ha prodotto progressi sui sintomi, mantenetelo e aspettate pazientemente. Potrebbero essere necessari dai tre ai sei mesi prima che si manifesti l'apice dei miglioramenti.

Prendersi una pausa dalla vitamina B1

Ci sono due questioni da discutere relative all'utilizzo del "giusto dosaggio" a lungo termine. La prima riguarda le eventuali pause dall'assunzione di vitamina B_1 per un breve lasso di tempo. Nel caso in particolare delle iniezioni intramuscolari, il dottor Costantini ha ritenuto che potesse essere una buona idea, una volta stabilizzato il paziente, fare una settimana di pausa ogni due-tre mesi. Se il dosaggio fosse stato troppo alto, questa strategia consente di eliminare qualsiasi effetto da sovradosaggio. Qualunque sia la forma di tiamina assunta, se compare uno qualsiasi dei sintomi di sovradosaggio descritti in precedenza, è sempre una buona idea sospendere l'assunzione fino alla totale scomparsa dei sintomi.

In secondo luogo, quanto dovrebbe durare la pausa? Sebbene la maggior parte dei miglioramenti dei sintomi ottenuti con l'assunzione di vitamina B_1 permangano durante pause di diversi mesi, molte persone invece notano che sintomi come la stanchezza ritornano dopo brevissimo tempo. Come guida generale, suggerirei quindi di interrompere la vitamina B_1 solo nel caso in cui i sintomi dovessero peggiorare o quando si avverte ansia o nervosismo e riprendere l'assunzione di vitamina B_1 non appena la stanchezza ricompare. La maggior parte degli utilizzatori a lungo termine di vitamina B_1 sanno riconoscere perfettamente i propri sintomi, sia di sovradosaggio che di sottodosaggio.

Aggiornamento del "giusto dosaggio" nel tempo

Durante il periodo di mantenimento, quando avrete individuato il vostro dosaggio ottimale, a seguito di una pausa di due-tre mesi, è possibile tornare allo stesso dosaggio raggiunto prima dello stop senza che ricompaiano i sintomi di sovradosaggio per un ulteriore lungo periodo. Se invece i sintomi da sovradosaggio dovessero ripresentarsi entro breve tempo, potrebbe essere necessario aggiornare nuovamente il "giusto dosaggio" di partenza. Malgrado il dottor Costantini abbia suggerito che, una volta trovato il giusto dosaggio, questo non dovrebbe più essere modificato restando sempre efficace, in molte delle storie personali nel prossimo capitolo, le persone asseriscono invece della necessità di aggiustare il dosaggio originale al fine di mantenere i benefici raggiunti in precedenza.

Assunzione di farmaci a base di levodopa e altri integratori vitaminici durante l'assunzione di vitamina B$_1$

La tiamina può essere tranquillamente assunta contemporaneamente ad altri integratori e farmaci. Non occorre interrompere la terapia a base di farmaci tradizionali per il Parkinson e, in effetti, il dottor Costantini scoprì che la tiamina migliorava l'efficacia di questi ultimi. Secondo il dottor Costantini la terapia HDT non è una cura per il Parkinson ma, sulla base delle attuali conoscenze, è una misura terapeutica coadiuvante da utilizzare assieme alla terapia con Levodopa, se già prescritta e, altresì, il dosaggio dei farmaci per il Parkinson non deve essere modificato a meno che il vostro neurologo non vi suggerisca di farlo.

Il dottor Costantini raccomandava anche di aggiungere altre vitamine del complesso B, incluso l'acido folico, sebbene al contempo ritenesse opportuno non procedere in tal senso prima di aver determinato il corretto dosaggio individuale di vitamina B_1. Questo perché alcuni composti multivitaminici possono contenere vitamina B_6, un facilitatore della decarbossilasi periferica. Nelle persone con Parkinson questo potrebbe interferire con la quantità di Levodopa che raggiunge il cervello, peggiorando così i sintomi della malattia. Di solito, i composti della Levodopa contengono inibitori del suddetto meccanismo. Tuttavia, poiché tale interferenza può verificarsi anche in presenza di inibitori, non sarebbe in tal caso possibile stabilire se sia stato raggiunto il dosaggio individuale ottimale di vitamina B_1.

Una volta individuato il corretto dosaggio, il dottor Costantini raccomandava di introdurre anche una piccola quantità di magnesio. Il magnesio è necessario per l'attivazione della tiamina all'interno delle cellule ed è un cofattore per l'attività di molteplici enzimi. Il dottor Costantini suggerì di assumere una compressa di magnesio a rilascio prolungato (375 mg) due volte a settimana (www.highdose-thiamine.org).

Un'altra strategia è quella di iniziare ad integrare il Complesso B ed il magnesio 2-4 settimane *prima* di partire con l'assunzione di tiamina; ciò al fine di evitare che la loro successiva aggiunta possa inficiare l'individuazione del proprio "giusto dosaggio" di B_1.

Profilo di sicurezza della tiamina ad alti dosaggi

La tiamina ad alti dosaggi è sicura (Costantini et al. 2015) e la letteratura disponibile ad oggi non menziona effetti avversi correlati ad essa, anche a dosaggi elevati o per periodi di somministrazione molto lunghi. (Smithline et al. 2012 e Meador et al. 1993).

"Non responders"

Attualmente, non esiste una piena comprensione dei meccanismi di interazione tra tiamina e Parkinson alla base del miglioramento dei sintomi. Fino a quando non sarà possibile effettuare uno studio rigoroso e approfondito, restiamo al cospetto di teorie e ipotesi. Forse un giorno, quando ci sarà possibile capire perché alcune persone affette da Parkinson rispondano in maniera estremamente positiva alla tiamina ad alto dosaggio, sarà anche possibile determinare perché per altre non sembra funzionare altrettanto bene. Un obiettivo cruciale dello studio in doppio cieco, pianificato dal gruppo di ricerca italiano, è proprio quello di studiare la coorte a sperimentazione conclusa al fine di capire se esiste un biomarcatore e riuscire così finalmente a tracciare a posteriori la via metabolica che porta a specifici risultati.

Il dottor Costantini affermò di non avere avuto pazienti che non abbiano risposto al trattamento con tiamina. Tuttavia, nel forum dedicato al Parkinson (www.healthunlocked.com) e nella pagina Facebook Parkinson's thiamine hcl (https://www.facebook.com/groups/232260083958797/), ci sono persone che non hanno avuto successo con la tiamina. Vorrei di seguito sottolineare alcuni avvertimenti sul motivo per cui, per alcune persone, la terapia con la vitamina B_1 potrebbe non aver portato finora ad un miglioramento dei sintomi.

Chi va piano, va sano e va lontano

Un errore comune che le persone commettono, nella loro comprensibile preoccupazione di ottenere miglioramenti immediati dei propri sintomi, è quello di saltare le tappe e passare troppo rapidamente ad un dosaggio più elevato, senza quindi lasciare il tempo necessario affinché i miglioramenti dei sintomi si manifestino in base al dosaggio di tiamina raggiunto fino a quel momento. Se è vero che gli effetti positivi possono manifestarsi abbastanza rapidamente quando si utilizza la tiamina in forma iniettabile, è altrettanto vero che potrebbero essere necessari fino a diversi mesi con le forme orali e sublinguali. Suggerirei dunque di rimanere stabili su ciascun dosaggio raggiunto per sei settimane, ciò al fine di controllare a fondo i risultati fino ad allora ottenuti prima di passare al dosaggio successivo.

Difficoltà nel determinare se il proprio quadro clinico sta mutando

Talvolta i miglioramenti dei sintomi possono non essere immediatamente colti perché non tutte le persone sono allenate al riconoscimento dei primi sottili cambiamenti, e passano quindi ad un dosaggio più alto, ritenendo erroneamente che i miglioramenti non siano nel frattempo intervenuti.

Molto spesso, infatti, le persone non sono in grado, da sole, di accorgersi dei cambiamenti, come è capitato anche a me all'inizio della terapia. Spesso è il proprio coniuge, o in altri casi sono gli amici che ci conoscono molto bene a farci notare i piccoli o grandi cambiamenti intervenuti.

Il dottor Costantini restava incredulo quando i suoi pazienti riferivano che c'erano stati dei piccolissimi cambiamenti, laddove egli invece vedeva grandi cambiamenti. Decise quindi di realizzare brevi video per ogni paziente, in cui documentava i tremori, la deambulazione ed il test di trazione ad ogni visita per ciascuno di loro; alla visita successiva, mostrava loro i video precedenti e li metteva a confronto. Un paziente una volta disse che, quando si era rivisto nei video ad un anno di distanza, non riusciva a credere ai propri occhi perché davvero non si era reso conto di essere migliorato così tanto.

Errata modalità di assunzione

Un tema che si ripropone frequentemente con la vitamina B_1 in compresse sublinguali è che spesso queste non vengono assunte nel modo corretto. So di pazienti che masticavano e ingoiavano le compresse sublinguali, come fossero la versione orale; altri invece che sputavano la compressa non ancora completamente disciolta! Come detto in precedenza, la compressa sublinguale deve essere tenuta sotto la lingua fino a completo dissolvimento. Solo in questo modo il nostro organismo riesce ad assorbire completamente la tiamina in essa contenuta, permettendo a quest'ultima di entrare nel flusso sanguigno tramite le ghiandole sublinguali. È fondamentale quindi non ingoiarla e non sputarla. La compressa sublinguale va semplicemente tenuta sotto la lingua e fino al suo completo scioglimento.

Quando devo smettere di aumentare il dosaggio?

Alcune persone notano piccoli progressi e pensano che, assumendo da subito più tiamina, vedranno ulteriori rapidi miglioramenti. Purtroppo non è così. Se a seguito di lievi indizi di miglioramento si aumenta il dosaggio troppo velocemente, è altamente probabile che questo causi un sovradosaggio, il quale avrà come unica conseguenza il peggioramento dei sintomi.

Errata interpretazione di un peggioramento dei sintomi

Nella fase iniziale in cui si tenta di individuare il proprio dosaggio ottimale di vitamina B_1, le persone talvolta possono malinterpretare la causa di eventuali peggioramenti dei sintomi. In primo luogo, pensano di aver bisogno di un dosaggio maggiore di vitamina B_1. Vi è una abitudine consolidata e piuttosto diffusa nelle persone ad aumentare i dosaggi dei farmaci quando i propri sintomi peggiorano. Lo facciamo con i nostri farmaci per il Parkinson e, in generale, per tutti i farmaci, tendiamo ad adottare lo stesso approccio di quando abbiamo un comune mal di testa. Con la vitamina B_1 non funziona assolutamente in questo modo. Anzi, mai come in questo caso, "di più" non si traduce necessariamente in "meglio". Il peggioramento dei sintomi è, probabilmente, il primo e più evidente segnale di sovradosaggio, e indica che è necessaria una riduzione del dosaggio o una pausa. In secondo luogo, alcune persone potrebbero non associare il peggioramento dei propri sintomi alla somministrazione di un dosaggio più alto di vitamina B_1, imputandolo invece alla naturale progressione del loro Parkinson, presumendo così di aver bisogno di aumentare i dosaggi dei farmaci tradizionali. In realtà, il dottor Costantini era convinto che, una volta che il paziente avesse stabilito il corretto dosaggio di tiamina, e fosse stabile con un'ottima risposta al *Pull Test* abbinato a un'apprezzabile riduzione dei sintomi, egli non avrebbe mai avuto necessità di aumentare gli altri farmaci per il Parkinson, come la Levodopa. Pertanto, se durante l'assunzione di vitamina B_1 i sintomi dovessero peggiorare, innanzitutto bisogna sospettare un sovradosaggio di vitamina B_1. In questi casi, la cosa migliore è di interromperne l'assunzione per una-due settimane per vedere se i sintomi migliorano.

Disfunzione gastrointestinale

Nel *Capitolo* 2 ho menzionato una ricerca, la quale suggerisce che la disfunzione gastrointestinale è comune nei pazienti con Parkinson e che questo ulteriore ostacolo può potenzialmente condizionare l'intervento terapeutico (Pfeiffer 2003). Anche l'età del paziente può influenzare l'assorbimento intestinale della tiamina (Baum & Iber 1984, Baker et al. 1980). Sembra quindi possibile che questo aspetto, per alcuni, possa ridurre l'efficacia della tiamina orale e che costoro possano avere maggiori probabilità di successo con iniezioni o compresse sublinguali.

Altri nutrienti

Il nutrizionista Elliot Overton, in un'e-mail privata, mi suggerì che alcuni pazienti potrebbero risultare temporaneamente *"non responders"* alla terapia a base di vitamina B_1 ad alto dosaggio, in quanto carenti di altri nutrienti essenziali. Egli ritiene infatti che, in molti casi, il paziente potrebbe risultare intollerante alla tiamina ad alto dosaggio (o addirittura quest'ultima rivelarsi inefficace), senza l'aggiunta di altri cofattori. Anche il dottor Derrick Lonsdale, noto per le sue ricerche sulla tiamina, sostiene questa tesi. Gli altri nutrienti che Overton definisce "carenti" quando si assumono alti dosaggi di tiamina, sono: il *magnesio,* occasionalmente il *potassio,* così come la *riboflavina* e le altre vitamine del *Complesso B.* Anche il dottor Costantini includeva altri nutrienti nella sua terapia, ma aveva un approccio più conservativo, limitandosi a somministrare ai suoi pazienti piccole quantità di altre vitamine del complesso B in corrispondenza dei giorni in cui costoro ricevevano le iniezioni di tiamina. Una volta stabilito il giusto dosaggio di tiamina, il dott. Costantini raccomandava anche l'assunzione di magnesio a bassi dosaggi (375 mg di compresse a rilascio prolungato due volte a settimana).

In conclusione

Mi sarebbe piaciuto concludere questo capitolo con una "partenza rapida" in quattro fasi della terapia a base di tiamina ad alto dosaggio, ma ciò non è stato possibile. C'è così tanto da spiegare e da capire per ogni singola fase della terapia che, diversamente, avrei rischiato di creare confusione e dar luogo a fraintendimenti. È bene dunque leggere attentamente l'intero capitolo, finché non lo avrete sedimentato in ogni passaggio. Come promemoria veloce, qui di seguito indico la sequenza di istruzioni da tenere a mente per iniziare a testare la terapia:

- scegliete la forma di tiamina che avete deciso di provare e acquistatela;
- predisponete e conservate con cura gli strumenti di monitoraggio: create video, compilate spesso l'UPDRS ed iniziate il vostro "diario di bordo";
- decidete a quale dosaggio intendete partire;
- monitorate, monitorate, monitorate (fatevi aiutare dal vostro medico o da una persona a voi molto vicina).

4. Testimonianze personali

Mentre ero impegnata nella stesura di questo libro, ho invitato alcuni pazienti affetti da Parkinson che avevano adottato la terapia HDT, a scrivere delle loro esperienze; questo capitolo presenta i resoconti di alcuni tra coloro che hanno risposto. Ovviamente non sono una rappresentazione corrispondente alla totalità di persone che assumono la vitamina B_1 in alti dosaggi, e non devono nemmeno essere intese come un riferimento né sulla forma di tiamina da prediligere né come modelli per la scelta dei dosaggi. Devo anche sottolineare che, per necessità, molte persone conducono la terapia da sole, senza il consiglio e la guida di un neurologo esperto in HDT. Le storie sono testimonianze personali. Non rappresentano quindi necessariamente il modo ideale di approcciarsi alla terapia. Tuttavia, le ho incluse qui perché come comunità di medici, di pazienti o di persone che assistono malati di Parkinson, ci piace conoscere le esperienze degli altri, e perché da loro possiamo ottenere informazioni, rassicurazioni, guida, idee, ispirazione e molto altro.

Ho numerato le testimonianze per facilitarne la consultazione. Non v'è alcuna logica sottostante l'ordine con cui appaiono, a parte la data in cui mi sono pervenute. Sono state raccolte tra ottobre 2021 e gennaio 2022. È sorprendente pensare che il dottor Costantini avesse sede in Italia, ma che, anche dopo la sua morte, la sua terapia stia aiutando persone che mi scrivono dall'Australia, Danimarca, Francia, Nuova Zelanda, Svezia, Svizzera, Filippine, Regno Unito e Stati Uniti.

La maggior parte di queste storie riguardano persone che assumono tiamina cloridrato per via orale. Questo non perché la tiamina orale sia in qualche modo più efficace di altre forme di tiamina, ma perché quella orale è diventata nel tempo la forma più popolare da usare quando le iniezioni non erano ancora un'opzione per molte persone e questa era in genere più facilmente reperibile. Il mio resoconto personale, riassunto nel *Capitolo 1*, riguarda la mia esperienza con la tiamina sublinguale. Di recente, ho postato su Facebook e sul forum dedicato al Parkinson a proposito dell'uso della versione sublinguale della tiamina e, di conseguenza, più persone hanno iniziato a utilizzare questa forma (vedi le testimonianze #22 e #25).

Fra le storie di seguito riportate, ve ne è una sola riguardante una persona che utilizza la forma iniettabile (#13). Il resoconto #27 racconta di un'altra persona il cui marito ha avuto sintomi di sovradosaggio istantaneo nonostante il basso dosaggio di tiamina cloridrato orale, ma che alla fine ha risolto e ottenuto il successo sperato passando a bassi dosaggi di vitamina B_1 mononitrato orale.

Per tutti gli autori dei resoconti, si evidenzia l'enorme variabilità del lasso di tempo complessivo in cui hanno assunto vitamina B_1. Si va dal caso di chi ha assunto vitamina B_1 per sei anni, a coloro che condividono l'entusiasmo per i loro miglioramenti iniziali già dopo poche settimane.

Nei loro resoconti, le persone elencano una varietà di sintomi che hanno trovato beneficio dall'assunzione di vitamina B_1. Nell'Appendice 1 in fondo al libro, potrete leggere un elenco più esaustivo dei miglioramenti dei sintomi segnalati dagli utenti che utilizzano la terapia a base di vitamina B_1, tutti membri del forum sul Parkinson (https://healthunlocked.com/cure-parkinsons).

Due cose emergono prepotentemente da questi resoconti. In primis, la determinazione con cui le persone elaborano i propri sforzi non andati a buon fine, per poi riprovare, nel tentativo di trovare qualcosa che, di base, migliori la loro condizione di salute. In secondo luogo, la gioia e la gratitudine che mostrano quando descrivono i loro miglioramenti.

#1 Anya, dall'Oregon (USA), ha scritto...

I miei sintomi incominciarono a manifestarsi nel 2011, con affaticamento e fastidio al piede sinistro quando indossavo le scarpe. All'inizio del 2012, l'irrigidimento della gamba sinistra diventò un ostacolo per la mia principale passione, le avventure escursionistiche. Seguì una dolorosa artrosi e una lieve deformazione nelle dita dello stesso piede. In quel periodo, ero così impegnata a prendermi cura dei miei genitori, che trascurai i miei sintomi, fino al punto di non riuscire più ad andare avanti. Quando mi fu diagnosticato il Parkinson, nel 2015, dormivo quasi tutto il giorno e avevo bisogno di un bastone (a volte due) per camminare.

Nel 2017 mi imbattei nel forum Health Unlocked (forum sul Parkinson https://healthunlocked.com/cure-parkinsons) e decisi di provare la terapia con tiamina ad alto dosaggio. Riscontrai un miglioramento già dal primo mese. La mia energia iniziò a tornare, l'inarcamento delle dita si ridusse e fui nuovamente in grado di camminare agevolmente senza l'aiuto del bastone. Alcuni mesi dopo, mi scomparve anche l'irrigidimento alle gambe (che torna a manifestarsi solo quando sono molto stanca). Anche se soffro ancora di tremori, la mia vita è notevolmente migliorata grazie alla vitamina B₁. La uso da circa quattro anni.

Il mio dosaggio iniziale era di 500 mg al giorno. Ogni 10 giorni aumentavo di 500 mg fino a stabilizzarmi a 3,5 grammi. Mi trovai bene con quel dosaggio per circa 18 mesi, poi i sintomi peggiorarono nuovamente. Decisi quindi di ridurre l'assunzione di vitamina B₁, passando a 1000 mg al giorno e aggiungendo magnesio per prevenire i crampi muscolari. Sebbene in tre anni e mezzo il mio bisogno di Levodopa non sia diminuito, devo dire che fortunatamente non è nemmeno aumentato. Ora vivo una vita attiva e indipendente. Sono certa che senza la tiamina, a quest'ora sarei su una sedia a rotelle.

#2 Kia, dal Regno Unito, ha scritto…

Prendo vitamina B₁ (3 g al giorno in frazioni separate) da quasi 4 anni e 4 mesi, senza effetti indesiderati. Quasi tutti i miei sintomi non motori sono scomparsi entro i primi mesi dall'inizio della terapia. Soffro di rigidità generalizzata e l'assunzione di vitamina B₁ non ha ancora del tutto risolto la mia distonia. Per un miglior recupero e gestione della distonia, ho dovuto integrare la mia terapia con un basso dosaggio di Sinemet e un po' di allenamento fisico.

#3 Rob, dalla Florida (USA), ha scritto…

Sono ancora in terapia con vitamina B₁. Nel mio caso il suo effetto non è stato esattamente una differenza dal giorno alla notte. Penso che il *principale beneficio finora ottenuto consiste nell'aver rallentato la progressione della malattia e nella prevenzione di eventuali effetti collaterali della Levodopa, anche se nel mio caso la progressione è sempre stata lenta e comunque non ho mai avuto effetti collaterali. Diciamo che più che altro assumo la vitamina B$_1$ per una manutenzione preventiva. Per l'esattezza, attualmente prendo 2000 mg al giorno ma, mentre lavoravo con il dottor Costantini per trovare il mio dosaggio ottimale, quest'ultimo è variato tra 1000 mg e 4000 mg. Ogni due o tre mesi faccio un mese di pausa, come suggeritomi dal buon dottor Costantini.*

#4 Jay, dagli Stati Uniti, ha scritto...

Prendo la tiamina ad alto dosaggio dal marzo 2018, senza interruzioni. Tra la prima e la seconda settimana di assunzione notai che la mia peristalsi intestinale era tornata alla normalità dopo essere stata pigra e stitica per un po' di tempo. Tra il terzo e il quarto mese sperimentai un notevole miglioramento del mio tremore e della mia disabilità motoria. Questi miglioramenti permangono tuttora.

Dopo aver iniziato con dosaggi più alti, ho deciso di assumere 500 milligrammi due volte al giorno. Tempo fa ho ridotto il dosaggio a 500 milligrammi, una volta al giorno.

#5 Roger, dal Regno Unito, ha scritto...

Essendo stato dal neurologo per episodi di "freezing"[1], tremore e forte irrequietezza[2] alle gambe durante il riposo (mi era stata precedentemente diagnosticata una neuropatia periferica), il neurologo mi disse che non avevo il Parkinson ma un disturbo neurologico del movimento, quindi non mi propose alcun trattamento. Poiché i sintomi continuavano a peggiorare e intravedevo che a lungo andare avrebbero di certo cambiato la mia vita, decisi di indagare autonomamente. Mi *imbattei così nel dottor Costantini e negli iscritti al forum "Health Unlocked", i quali suggerivano di assumere vitamina B$_1$ ad alto dosaggio. Ero molto scettico, ma una volta stabilita l'improbabile pericolosità nell'assumere un dosaggio così elevato di vitamina B$_1$, decisi di provare. Acquistai la vitamina B$_1$ della Solgar e iniziai a prendere 4 g (4000 mg) al giorno. Prima di assumere la vitamina B$_1$, i miei sintomi si manifestavano tutti i giorni, ma dopo circa due settimane dall'inizio della terapia, gli episodi di freezing scomparvero, i tremori e l'irrequietezza si ridussero in modo significativo. Non ero tuttavia convinto che l'assunzione di una singola vitamina potesse avere un effetto così importante, perciò smisi di prendere la vitamina B$_1$. Dopo alcuni giorni, tutti i sintomi tornarono gradualmente a manifestarsi; ripresi quindi la terapia HDT e la mantenni per 14 mesi. Durante questo periodo ebbi solo tremori e irrequietezza molto lievi. Tuttavia, i sintomi ricominciarono a peggiorare dopo 14 mesi, e così, dopo essermi confrontato con il gruppo del Dott. Costantini, ridussi gradualmente il dosaggio fino al punto in cui ora non assumo praticamente la vitamina, anche se i miei sintomi si stanno ripresentando. Da qui in avanti non riesco ad immaginare il mio proseguo, ma la cosa certa è che ho guadagnato due anni senza sintomi e, per quanto mi riguarda, questa è stata una terapia miracolosa. Non posso credere che funzioni per tutti, ma vale davvero la pena provarla.*

#6 Carol, dal Nebraska (USA), ha scritto...

Ho iniziato l'assunzione di vitamina B$_1$ nel gennaio 2019, dopo aver tenuto una corrispondenza con il dottor Costantini, questo prima che si ammalasse. Mi disse di iniziare con 1000 mg. Accusai una forte ansia e nervosismo. Mi disse quindi di scendere a 500 mg. Stessa reazione. Poi il Dott. Costantini si ammalò e non riuscì più a rispondermi. Sono scesa a 100 mg e da allora sono ferma a questo dosaggio. Ho provato più volte 200 mg, ma sono sempre tornata a 100 mg. Il *mio senso dell'olfatto è tornato, il mio equilibrio è migliorato e la mia scrittura è tornata normale.*

7 John, (USA), ha scritto …

Iniziai con la tiamina ad alto dosaggio nel marzo del 2018, un anno dopo la mia diagnosi di Parkinson. Non ci credevo, ma nella disperazione decisi di provarla. La tiamina ad alto dosaggio ha risolto tutti i miei problemi non motori. Dopo appena un mese sentii dei miglioramenti, e dopo tre mesi questi ultimi erano piuttosto stabili. Il mio dosaggio di partenza era di 2 g al giorno, 1g alle 8:00 e 1g alle 14:00. Una volta provai con 4 g, ma la mia pressione sanguigna impazzì (prima di allora non avevo mai avuto problemi con la pressione sanguigna).

In questo momento e da circa due anni sono stabile a 1g al giorno, assunto dopo pranzo. Uso le compresse della Solgar e le mastico con del cioccolato. Ho provato anche le capsule della Vitacost, ma non mi piace inghiottirle.

Attualmente, grazie alla HDT, sto ancora lavorando. Nel 2018 invece ero sul punto di mollare tutto.

8 Lyn, dal Regno Unito, ha scritto …

Mia madre ha assunto vitamina B_1 per dieci settimane e ieri, che differenza! Si è alzata dal centro del divano al primo tentativo. L'ho vista piena di energia e mi ha detto che il giorno prima si era sentita davvero bene e riusciva a camminare molto più facilmente. Lei prende 2x500 mg al giorno.

#9 Deb, dal New Hampshire (USA), ha scritto...

Mi chiamo Deb e sono una persona con la malattia di Parkinson e diagnosi risalente al 2015, all'età di 57 anni. I miei sintomi sono iniziati con la deformazione delle dita dei piedi ("dita a martello") che hanno causato così tanti danni che ho avuto bisogno di diversi interventi chirurgici prima di ottenere finalmente le viti inserite in tre dita dei piedi. Nel mio caso il Parkinson è progredito rapidamente e, nel giro di pochi anni, non riuscivo più a camminare o a stare in piedi senza un sostegno, non potevo guidare, riuscivo a malapena a vestirmi e anche solo fare la doccia mi sfiniva. Tutti i tipi di farmaci per il Parkinson hanno causato effetti collaterali negativi, incluso il Sinemet. Nel dicembre 2018, al mio ultimo appuntamento con uno specialista in disturbi del movimento, mi è stato detto che la mia unica opzione era la chirurgia cerebrale DBS[3], e fu programmato l'inizio di tale procedura.

In preda al panico, intensificai la mia ricerca di alternative su Internet e mi imbattei in un gruppo Facebook (Parkinson's Disease Fighters United) in cui si discuteva del trattamento con tiamina ad alto dosaggio ed i membri segnalavano importanti riduzioni dei sintomi del Parkinson. La terapia era poco costosa, a basso rischio e non richiedeva alcun appuntamento dal medico! Mi sembrò un gioco da ragazzi, quindi mi affrettai ad effettuare un ordine online di tiamina (vitamina B$_1$).

Iniziai subito con 2000 mg al giorno e, dopo 3 giorni, il mio equilibrio iniziò a migliorare. Dopo una settimana non avevo più bisogno del deambulatore. Avevo più energia e ogni giorno che passava, maturavo più fiducia nelle mie capacità. In tre settimane, riuscivo di nuovo a guidare e avevo ripreso le lezioni di yoga. Avevo di nuovo la mia vita! Non sono "guarita" dal Parkinson, ma la mia qualità di vita è migliorata immensamente. Può darsi che questa terapia non sia una cura, ma rende davvero più facile convivere con la malattia. E scegliere le vita-

mine anziché l'intervento chirurgico al cervello è stata una delle migliori decisioni che abbia mai preso.

Iniziai a prendere la vitamina B_1 all'inizio del 2019. Ho testato diversi dosaggi, fino a 3000 mg al giorno (ma mi rendeva troppo nervosa) e per circa sei mesi ho preso solo 1000 mg al giorno. Più recentemente sono tornata a 2000 mg al giorno, che sembra essere il dosaggio migliore per me. Dopo diciotto mesi, feci una pausa di trenta giorni al solo scopo di vedere come me la sarei cavata senza la vitamina B_1. Sono stata bene per circa tre settimane, poi i sintomi del Parkinson iniziarono a ripresentarsi: balbuzie, equilibrio instabile e leggero tremore. Alla quarta settimana, i miei sintomi del Parkinson stavano peggiorando, così tornai ad assumere 2000 mg al giorno e in un paio di giorni stavo di nuovo bene.

#10 Maria, dalle Filippine, ha scritto…

Prendo 2 grammi di vitamina B_1 al giorno. È stato un vero cambiamento di vita. Non ho più dolore, problemi di equilibrio, stitichezza, annebbiamento mentale o irrigidimento dei muscoli facciali. Ora scrivo meglio, posso girarmi sul letto e lavarmi i denti, e diversi altri sintomi sono scomparsi oppure sono migliorati. La cosa più importante è che ora riesco ad essere attiva anche durante i periodi di pausa dalla HDT.

#11 Barbara, dagli USA, ha scritto…

Mi è stato diagnosticato il Parkinson nel giugno 2021, anche se, guardandomi indietro, penso che ne soffrissi da circa 12 anni. Dodici anni fa, mi sono state sostituite entrambe le ginocchia, poi quest'anno ho nuovamente subito un intervento, di revisione, sempre su tutte e due le ginocchia. Sempre quest'anno, ho fatto una caduta che ha richiesto un intervento al quadricipite. Diedi la colpa della mia rigidità ai problemi *che avevo alle ginocchia, mentre in realtà questi erano probabilmente dovuti al Parkinson. Ho anche avuto problemi di perdita della voce e voce alterata, molto stridente. Ho perso anche l'olfatto circa 12 anni fa.*

Ho iniziato la terapia di tiamina circa tre settimane fa e ho subito sentito un risultato positivo. Ho sofferto di depressione per tutta la mia vita adulta e sono stata in trattamento con antidepressivi, ma ho potuto constatare che immediatamente la mattina seguente l'assunzione di tiamina mi sono sentita più leggera e meno apatica. La rigidità si è di molto ridotta e alle volte dimentico di avere il Parkinson.

Ho iniziato prendendo 500 mg, poi ho aumentato di 500 mg a giorni alterni, fino ad arrivare a 3.500 mg. A quel punto ho sentito dolore e una maggiore rigidità, quindi sono tornata a 3.000 mg al giorno. Penso di aver aumentato il dosaggio più velocemente di altre persone, ma per ora questo è quello che sembra funzionare per me.

12 Carla, dagli USA, ha scritto...

Sono un'infermiera di terapia intensiva, ora in pensione. Probabilmente sono la persona più scettica che si sia mai vista intraprendere una simile terapia "fortuita". Ma per me la vitamina B_1 è stata una vera benedizione. Il Parkinson mi è stato ufficialmente diagnosticato nel 2016, anche se in realtà ero sintomatica già da almeno cinque anni prima. Come è tipico di una infermiera di lungo corso, ignoravo i sintomi, non volendo credere che fosse il Parkinson, anche se, in fondo al mio cuore, sapevo che probabilmente era così. La mia capacità motoria è notevolmente migliorata e attività come lavarmi i denti, fare la doccia, cucinare, guidare ecc. sono migliorate. Posso usare entrambe le braccia e le mani per lavarmi i capelli; ed è un traguardo enorme. Prima dell'inizio della terapia HDT, non riuscivo quasi più a muovere il mio braccio e la mia mano destra. Io sono mancina. Non trascino più il piede destro come una volta. Ho più energia. Non sono al 100%, ma sto decisamente molto, molto meglio, e proseguirò con l'assunzione di *tiamina, ogni giorno con un enorme sorriso stampato sul mio volto. Riesco a trascorrere la giornata con mia nipote, leggendo e giocando, senza dover dire "la nonna trema" o "la nonna non può fare questo, quello o quell'altro a causa del Parkinson". Sono entusiasta oltre misura dei miei risultati personali. E sarò per sempre grata di questi meravigliosi risultati a questo gentile medico che ha condiviso tutto questo.*

#13 Giorgio dall'Italia ha scritto…

Nel 2009 ho avuto il mio primo episodio di tremore al braccio sinistro a seguito di brutte notizie, ma episodi minori si erano verificati già prima. Nel corso degli anni la mia situazione ha continuato a peggiorare. Poi nel 2013/2014 il tremore al braccio è diventato continuo, ero sempre stanco, lottavo per riuscire a lavorare, avevo dolore al collo, una leggera sciatalgia, rigidità muscolare ed espressioni facciali rigide. Tuttavia, a causa di sintomi non motori come costipazione, vomito frequente, vertigini e bruciore all'esofago dovuto ad un'ernia iatale, non avevo attribuito questo tremore al Parkinson. Quindi non sono andato da un neurologo fino al 2014.

Il mio primo neurologo mi fece fare tre esami: risonanza magnetica del cervello, esami del sangue e scintigrafia cerebrale con Dat-scan. La mia scintigrafia non era come quella di una persona sana. A questo punto mi imbattei nei video del dottor Costantini sul Web, lessi dell'uso che lui faceva di alti dosaggi di tiamina cloridrato e li portai dal mio medico di famiglia che è un ragazzo intelligente. Guardò i video e capì subito che cosa significavano. Disse: "Nei tuoi panni, con la malattia di Parkinson, proverei subito qualcosa di questo genere per vedere se funziona e fa ciò che promette, poiché non ha effetti collaterali importanti; ma poi vai da questo neurologo e segui quello che ti dice". Mi ha prescritto 6 iniezioni da 100 mg di tiamina cloridrato e mi ha detto di somministrarne una, due volte a settimana, con la precauzione di stare attento ad orticaria o a reazioni allergiche. Avevo *già assunto tiamina cloridrato per via orale nei giorni precedenti l'incontro con il medico, ma dopo la prima iniezione la rigidità muscolare iniziò a sciogliersi e ancora di più dopo la seconda. Dopo le iniezioni, i guadagni più evidenti sono nelle prime settimane, perché è la tua forza che ritorna, ti muovi di più, sei più allegro e si innesca una spirale dove un miglioramento fisico porta ad un miglioramento dell'umore. Seguendo il consiglio del mio medico di famiglia, feci il numero di telefono del Dr Costantini che, con mia grande sorpresa, mi rispose di persona dicendomi di fissare un appuntamento presso il suo ambulatorio, cosa che feci prontamente e dopo circa un mese ebbi un consulto con lui in cui feci il test UPDRS completo e lui realizzò un breve video che serviva a documentare i progressi che si sarebbero verificati nel tempo. Era il settembre del 2015 e da allora per sei anni ho fatto due o tre iniezioni intramuscolari da 100 mg di tiamina cloridrato quasi ogni settimana, senza effetti collaterali se non quello di avere occasionalmente un po' di difficoltà nel sonno e irrequietezza la sera, cosa che si è poi rapidamente risolta togliendo alcune iniezioni. Il dosaggio fisso non ha senso con la vitamina B$_1$: a volte mi prendo una settimana di pausa, a volte sento il bisogno di fare tre iniezioni a settimana. È qualcosa che impari usandola. Mi regolo su questi tre sintomi: stanchezza, agitazione, poco sonno. Il dosaggio base rimane 100 mg due volte a settimana. Il Dr. Costantini aggiunse la Levodopa alla mia terapia con la tiamina cloridrato, spiegando che è complementare e necessaria per aiutare la ridotta produzione di dopamina nelle restanti cellule cerebrali sopravvissute alla malattia. Le cellule cerebrali sopravvissute sono in parte sane, in parte morenti e alcune si avvicinano alla morte in modo graduale. La tiamina aiuta queste ultime due categorie a livello energetico, e questo spiega i miglioramenti, ma non è una cura. Questa è solo una semplificazione di quanto lui disse e per spiegarmelo ulteriormente fece degli schizzi. Sei anni più tardi, sono un po' più rigido di notte e ho aggiunto qualche punto al mio punteggio UPDRS ma non appena smetto di assumere la tiamina sento subito la differenza di forza muscolare e la Levodopa è meno efficace ed io non posso fare a meno della vitamina B$_1$. Ho visto il dottor Antonio*

Costantini quattro volte in due anni e mezzo. Era un professionista eccellente e conosceva molto bene i malati, così tanto che capiva subito la tua condizione. Ti trattava come una persona da aiutare, non come un corpo da curare. Il dottor Costantini era molto positivo e avendo messo a punto questa terapia voleva utilizzarla e farla conoscere il più possibile. Quando un paziente tornava da lui e migliorava, come me, lui era molto felice. Penso che la sua motivazione essenziale fosse insieme un senso del dovere e di aiuto. Sono sempre uscito da ogni sua visita con grandi speranza ed entusiasmo, sicuro che non sarei peggiorato e così è stato, o quasi. Un sentito ringraziamento al Dott. Antonio Costantini e al suo gruppo di lavoro!

14 Larry, dagli Stati Uniti, ha scritto…

Ho trovato nel dottor Costantini una guida premurosa e meravigliosa nella mia esperienza con la vitamina B_1. Mi ha sempre risposto dall'Italia via e-mail entro 4-6 ore. Ci sono volute circa 4-5 settimane prima che la terapia con la vitamina B_1 mostrasse i suoi effetti benefici. Quando finalmente ci sono riuscito, i miei figli mi hanno chiesto "ma come hai fatto a curare il Parkinson?" Questo è stato 4-5 anni fa, credo. Di recente, non sono stato in grado di procurarmi la consueta fornitura di vitamina B_1 e il mio tremore alla mano destra si è ripresentato. Quando Vitacost riprenderà le forniture, dovrei riguadagnare il mio precedente stato fisico. Posso tollerare solo le capsule.

15 Robert, dalla Francia, ha scritto…

Il mio Parkinson è un po' strano. È come se tutti i sintomi avessero deciso di manifestarsi contemporaneamente in seguito a diverse operazioni alla vescica. I medici negano che ci sia un nesso causale, ma i miei dubbi permangono. Ad ogni modo, ho praticamente tutti i sintomi a cui si possa pensare: postura flessa, muscoli doloranti, anda-

tura lenta e strascicata, assenza di espressione del viso, isolamento nel mio piccolo mondo, mani tremanti, difficoltà a parlare, ecc.

Ho scoperto la vitamina B₁ e negli ultimi due anni ho preso 3 grammi al giorno. Che cambiamento! Ovviamente so di avere il Parkinson, ma il miglioramento è enorme.

Il mio neurologo francese si rifiuta di ammettere che la tiamina ad alto dosaggio (HDT) possa fare la differenza, e ciò nonostante i miei test mostrino che non vi è stato alcun peggioramento negli ultimi due anni.

Sono andato in Italia per incontrare uno dei membri della squadra che ha ideato questa terapia a base di vitamina B₁ e ho intenzione di tornarci una volta all'anno.

La mia capacità di parlare non è sempre perfetta (dipende dal momento), ma se la situazione rimane stabile, sto bene.

16 Alayne, dalla Francia, ha scritto…

Mi è stata diagnosticata la malattia di Parkinson all'età di 54 anni, era il 30 novembre 2015, senza alcun segno premonitore, non avevo infatti sintomi pregressi. Soffrivo di ipotiroidismo, quindi ero ingrassata, mi ero irrigidita un po' ed avevo rallentato i movimenti (in genere il Parkinson sembra iniziare così). Ho lavorato nel settore dell'assistenza agli anziani e ho avuto clienti con Parkinson, quindi avevo un'idea piuttosto precisa dei sintomi, ma i miei clienti avevano tutti circa 70 anni e oltre, quindi a volte era difficile dire se fossero lenti a causa del Parkinson o dell'età.

Decisi di cambiare la mia vita ed i miei ritmi frenetici. Ovviamente dovetti smettere di lavorare perché ero più malata di molti dei miei clienti, che erano solo anziani e bisognosi di assistenza nelle faccende quotidiane. A settembre 2016 mi trasferii da Londra, lasciando lì i miei tre figli con i quali vivevo, e comprai una casa nella campagna francese, con annessa una villetta per le vacanze da affittare ai turisti, ed iniziai a vivere da sola per la prima volta nella mia vita! Il cambio di ritmo era adatto a me. Nei 6 mesi prima del mio arrivo, avevo perso circa 13 chili e avevo ripreso a correre. La vita rurale è molto fisica, ho due cani, cammino due volte al giorno con la pioggia o con il sole, ho un grande giardino che ha bisogno di essere curato, coltivo la mia frutta e la mia verdura, d'inverno taglio i tronchi per le mie stufe a legna. D'estate ho una piscina che richiede manutenzione, ecc..., e nuoto anche.

Mi sono stati prescritti farmaci per il Parkinson dopo soli 5 minuti dalla mia diagnosi, ma ho deciso di aspettare fino a quando non ne avessi avuto davvero bisogno. Iniziai con Azilect nell'aprile 2016, quando mi era stato detto che si credeva proteggesse il cervello. A maggio 2018 avevo letto dell'esperienza del dottor Costantini con la tiamina e vidi alcuni dei suoi video. Questi mi fecero piangere. Vedere i miglioramenti che i pazienti avevano ottenuto era davvero sorprendente.

Ho realizzato video di me stessa mentre camminavo e parlavo come parte della mia ricerca sulla vitamina B_1 per vedere se nel mio caso poteva essere d'aiuto. Ho annotato i miei dolori/sforzi/difficoltà nei minimi dettagli in modo da poter riferire quando necessario ed ho aggiornato regolarmente le annotazioni del mio diario - che si sono rivelate utili allo scopo - in modo da poter io stessa giudicare i miei miglioramenti. Iniziai una corrispondenza via e-mail con il dottor Costantini, il quale mi aiutò con i dosaggi, ecc. Ho cominciato con 500 mg due volte al giorno con l'intenzione di arrivare a 1500 mg due volte al giorno: questo era il dosaggio che il dottore aveva somministrato ad altri pazienti.

Ho avuto miglioramenti quasi immediatamente, il che è stato favoloso. Quando inviai nuovi video al dottor Costantini, lui mi disse anche che avevo perso la mia faccia inespressiva. Ed era proprio così, sembravo più giovane, il che fu un enorme impulso per il mio morale. Ma avevo alti e bassi. Non riuscii a centrare al primo colpo il dosaggio giusto per me. Feci quindi una pausa per alcuni giorni o una settimana per far scemare i sintomi da sovradosaggio. Quando ripresi la terapia, potevo sentire il mio corpo rilassarsi e sbloccarsi, il che era semplicemente sorprendente dopo essere stata così rigida per lungo tempo, poi gradualmente sospesi nuovamente la terapia e le mie ginocchia non erano più bloccate. Sudavo anche moltissimo ed avevo una sensazione come di "esaurimento del carburante".

Decisi di sospendere per un periodo più lungo e di tornare ad un dosaggio molto più basso e di aumentarlo più lentamente; mi sono resa conto che il mio dosaggio ottimale era di parecchio sotto a 500 mg, una volta al giorno. Mi ci è voluto più di un anno, ma dalle reazioni negative sapevo che stavo rispondendo bene, quindi si trattava solo di aggiustare il mio dosaggio ottimale.

Ora da oltre due anni ho individuato il mio dosaggio. Prendo 1000 mg a settimana distribuiti su 5 giorni, quindi, sono 200 mg dal lunedì al venerdì, con il sabato e la domenica di pausa. Ho trovato che nel mio caso i giorni di pausa siano estremamente importanti, altrimenti finisco con il dovermi nuovamente depurare dal sovradosaggio. Se vado in sovradosaggio, ho una sensazione interiore di "agitazione", mentre quando ho bisogno di vitamina B$_1$, il mio dito a scatto[4] ritorna. È davvero un lavoro certosino trovare il giusto dosaggio.

Direi che ora sono in una forma migliore di quanto non lo fossi stata per molti anni e questo comprende anche la fase pre-diagnosi. Con l'aumento di peso, non ero in grado di correre, e la flessibilità del mio corpo ne risentiva. Ora prendo lezioni di yoga e sono in grado di rilassare il mio corpo attraverso lo yoga e la respirazione consapevole; corro 2-3 volte a settimana; ho imparato di nuovo a nuotare. Quando sono arrivata in Francia, il mio braccio destro era diventato così debole che non riuscivo a portarlo sopra la testa tanto il movimento in avanti era lento. Non sono caduta per la maggior parte degli ultimi due anni (non riesco a ricordare la mia ultima caduta). Posso di nuovo scrivere, non molto bene ma molto meglio di prima. Il mio braccio destro lavora ed esegue bene i movimenti (il che è fantastico, perché il mio braccio sinistro non è coordinato). Posso anche ballare attorno alla mia cucina. Mi sento più forte nel mio corpo.

Sono lenta, ma può anche essere dovuto al fatto che sono più attenta. Trovo che se provo a svolgere più attività contemporaneamente qualcosa può andare storto, perciò tendo ad essere precisa e quindi lenta. Uso un bastone quando faccio la spesa, ma è principalmente perché se le persone mi urtano posso perdere l'equilibrio se mi fermo bruscamente, e il bastone mi consente invece di avanzare con sicurezza. A giugno 2019 ho aggiunto MADOPAR® a lento rilascio al mio regime terapeutico secondo le istruzioni del dottor Costantini e sono rimasta su 2 compresse al giorno; il mio neurologo voleva che ne prendessi 3 al giorno e ci ho provato, ma erano troppe e interferivano con il mio sonno, facendomi tornare nausea, sudore e parecchia stanchezza. Sono stata in grado di eliminare la terza pillola senza problemi. La mia prescrizione è la stessa da due anni e mezzo ormai, il dottor Costantini credeva nell'aiuto della vitamina B_1 allo scopo di mantenere bassi i farmaci e fermare la discinesia e prego che lo faccia.

17 Peggy, dall'Arizona (USA), ha scritto...

Ho il Parkinson da tre anni. Iniziai dapprima con la Levodopa ma non mi piaceva come mi faceva sentire, perciò smisi di prenderla. Decisi poi di fare qualche ricerca su possibili rimedi alternativi e fu così che mi imbattei nella pagina web del Dr. Costantini. Mi piacque ciò che lessi e decisi di provare la terapia a base di vitamina B_1. Iniziai con una capsula da 500 mg al giorno, assumendone in seguito fino a due capsule da 500 mg al giorno, una al mattino e una al pomeriggio. Il più grande beneficio che sperimento è l'avere eliminato la stanchezza debilitante. Di recente, a causa della progressione dei miei sintomi di affaticamento, ho aumentato il dosaggio a 2000 mg al giorno – due capsule al mattino e due al pomeriggio – e la mia stanchezza è di *nuovo scomparsa. La marca che prendo è Vitacost, vitamina B$_1$ cloridrato in capsule da 500 mg.*

18 Roy, dagli Stati Uniti, ha scritto ...

La mia diagnosi risale al 2012. Quattro anni fa, iniziai ad assumere 4 g di vitamina B$_1$ al giorno. I miglioramenti positivi, da allora: non ho più bradicinesia (lentezza di movimento), posso tagliare il cibo con un coltello, non ho difficoltà con i pulsanti, ora riesco a lavarmi i denti senza bisogno di uno spazzolino elettrico, ho più forza. Sdraiarsi e alzarsi dal letto e girarsi è più facile. Non ho più costipazione. La progressione del Parkinson si è fermata. La vitamina B$_1$ ha fatto sparire la maggior parte dei sintomi motori e non motori. Ora sto entrando nel mio nono anno dopo la diagnosi e non sono mai caduto, nemmeno una volta, da quando ho iniziato la terapia con la vitamina B$_1$, con grande sorpresa del mio neurologo.

#19 MJ, dalla Nuova Zelanda, ha scritto...

La malattia di Parkinson mi è stata diagnosticata a luglio del 2020. I miei sintomi erano e sono tuttora piuttosto lievi. I miei sintomi principali sono: tremore visibile alla gamba sinistra, "freezing"[5] dell'andatura, rigidità nelle dita della mano sinistra, stanchezza, il mio braccio sinistro non oscilla e ho annebbiamento mentale.

Iniziai ad assumere vitamina B$_1$ a dicembre 2020, 30 mg per una settimana, poi 500 mg per un mese, poi 1500 mg per 4 mesi, 2 g per un mese e poi 2,5 g perché iniziai ad avere la distonia nel piede sinistro e le dita dei piedi 'a martello'. Il tremore alla gamba sinistra è diventato più frequente dalla diagnosi, ma non di molto, pertanto potrebbe essere dovuto al fatto che il mio dosaggio di vitamina B$_1$ sia troppo alto. L'annebbiamento mentale e i livelli di energia sono migliorati in modo significativo. La distonia non è migliorata a 2,5 g, *perciò feci una settimana di pausa, ripartendo poi da 1,5 gr e iniziando contestualmente l'assunzione di Magtein. Successivamente la distonia si è risolta.*

Finora sono stato su 1,5 g per tre mesi. Sembra essere un buon dosaggio nel mio caso. I miglioramenti che ho riscontrato riguardano i livelli di energia e l'annebbiamento mentale. Inoltre, non soffro più di distonia in maniera continuativa. La mia andatura si "congela" ancora, ma il più delle volte in maniera lieve.

#20 Fabrice, dal Canada, ha scritto...

Un anno e mezzo fa a mia madre è stata diagnosticata la malattia di Parkinson. I sintomi iniziali erano lentezza, tremori sul lato sinistro, intorpidimento della gamba sinistra, depressione, problemi di memoria, ecc. Avevamo provato in precedenza con la mucuna *ma non riusciva a digerirla (ha una grave gastrite correlata al deficit autoimmune di vitamina B_{12}). Nei primi sei mesi i suoi sintomi stavano peggiorando e solo l'esercizio fisico sembrava essere di aiuto. Le è stato dato il Sinemet e i dottori hanno voluto aggiungere Carbidopa. Dato che mio padre aveva avuto il Parkinson in maniera acuta (è morto all'inizio di quest'anno), lei voleva limitare/togliere i farmaci il più possibile, quindi aumentare il Sinemet e assumere Carbidopa non era quello che voleva fare. La vitamina B_1 cloridrato è stata una vera svolta per lei. Abbiamo iniziato con 250 mg e aumentato (abbiamo raddoppiato il dosaggio all'incirca ogni 3-4 giorni) e ogni volta abbiamo verificato i sintomi. Ora prende 1,75-2,25 g al giorno e abbiamo iniziato a notarne davvero gli effetti positivi intorno a 1,5 g. La vitamina B_1 le ha restituito la sua energia e ha ridotto parecchi dei suoi sintomi.*

#21 Padgett, dal Texas (USA), ha scritto…

Il Parkinson mi è stato diagnosticato quando avevo 37 anni. Ora ne ho 43. Ci sono voluti quattro neurologi per capire cosa c'era in me che non andava. Dovettero farmi test genetici perché la mia risonanza magnetica continuava a risultare normale. Prendo una pastiglia e mezzo di Levodopa tre volte al giorno.

Ho iniziato la vitamina B$_1$ con 500 mg al giorno per un mese e ho potuto notare una leggera differenza della mia mano con tremore continuo ("a contar pillole"). Quando aumentai il dosaggio a 1000 mg, la mia mano non tremava più così tanto e il mio piede smise di strisciare. Il mio medico voleva darmi altri farmaci, ma io non volevo; quindi, ora prendo 1500 mg al giorno e mi sento benissimo. Anche mia madre soffre di forti tremori, così ho iniziato a dare anche a lei la vitamina B$_1$, 500 mg al giorno per un mese. Poi ho aumentato il suo dosaggio a 1000 mg ed ora non trema più.

#22 Joyce, dal Texas (USA), ha scritto…

Il Parkinson mi è stato diagnosticato il 13/09/2021. I miei sintomi erano lentezza nei movimenti, "freezing"[6] dell'andatura, tremori alla gamba sinistra, depressione, ansia. Prima di iniziare la terapia HDT, avevo perso coscienza delle mie emozioni. Ho provato la vitamina B$_1$ per via orale, ma il mio stomaco non riesce a tollerarla. Fortunatamente, ho letto il post di Daphne sulla forma sublinguale. Attualmente assumo 100 mg di vitamina B$_1$ in forma sublinguale due volte al giorno. Mi aiuta a tenere a bada l'ansia e la depressione. Mi dà energia e forza, mantiene anche il mio cervello attivo e l'annebbiamento mentale è un ricordo.

#23 Wanda, del Kentucky (USA), ha scritto...

Il Parkinson mi è stato diagnosticato da 3 anni e mezzo e assumo solo vitamina B$_1$. Circa sei mesi fa ho fatto i vari test di routine, il pull-test, il controllo della memoria ecc..., e sono andata bene. Ho solo lievi tremori sul fianco sinistro. Prendo 500 mg di vitamina B$_1$ da circa un anno. La vitamina B$_1$ mi sta senza dubbio tenendo lontano dai farmaci da prescrizione.

#24 Keri, dal Wisconsin USA, ha scritto...

Mio marito, che ha il Parkinson, ha da poco iniziato a prendere 500 mg di vitamina B$_1$ a colazione. La malattia di Parkinson gli è stata diagnosticata cinque anni fa. Ad oggi, con la vitamina B$_1$, sta bene. I suoi tremori si sono ridotti, la sua voce è diventata più forte, ha più energia, si muove più velocemente e non ha più costipazione.

#25 Ikka, dalla Svezia, ha scritto...

Sono un uomo di 66 anni di Stoccolma, Svezia. Il Parkinson mi è stato diagnosticato otto anni fa. La mia attuale assunzione di farmaci è la seguente: 600 mg di Madopar, 200 mg di mucuna e 1 mg di Rasagiline e spero di riuscire a ridurli. Non ho tremori ma ho una discinesia, mi chiedo se ciò sia dovuto a troppi farmaci a base di levodopa.

Uso la tiamina cloridrato da circa due anni. Il mio dosaggio ha sempre oscillato tra 1 e 2 grammi al giorno. Dosaggi superiori sembrano causarmi nervosismo e disagio. È difficile dire esattamente quale sollievo dai sintomi mi abbia dato. Ad ogni modo, ho usato la tiamina per circa due anni cercando di stabilire il dosaggio migliore per me, senza essere molto soddisfatto dei risultati. Poi lessi le informazioni di Daphne sulla versione sublinguale di tiamina; decisi di comprarla e ne presi una compressa (100 mg) per tre giorni. Sono sorpreso nel dirlo, ma posso già sentire degli effetti più positivi rispetto a quelli avuti in due anni assumendo la tiamina per via orale. E non credo affatto si tratti della mia immaginazione o di 'effetto placebo'.

Ora ho molta più energia e sento il mio corpo molto più nella norma. Sento che "tutti i sistemi funzionano". Le prossime settimane saranno molto interessanti.

#26 Rick, dalla Danimarca, ha scritto...

La mia diagnosi di Parkinson risale al 2012 e prendo Levodopa 100/25 tre volte al giorno. Assumo vitamina B_1 cloridrato sin dalla scorsa Pasqua, aumentando via via il dosaggio da 500 mg, fino agli attuali 3 g al giorno. I risultati sono stati variabili, ma il mio neurologo ritiene che i miei movimenti siano notevolmente migliorati, anche se il tremore persiste in modo ostinato.

27 Gail, ha scritto...

Il Parkinson a Jay era stato diagnosticato il 29/12/21, all'età di 69 anni (meno di un mese prima che compisse 70 anni). Allora pesava circa 70 chili (un uomo normopeso).

Mi scuso se i miei appunti presi durante i primi mesi non sono molto ben dettagliati come i successivi. Quella che segue è la mia prima annotazione:

15 febbraio 2021: inizio della terapia con tiamina ad alto dosaggio, 1000 mg a colazione e 500 mg a pranzo. A Jay sono aumentati di MOLTO l'ansia e tremore della gamba e piede sinistro. Abbiamo sospeso la vitamina B_1 per un paio di settimane. Abbiamo quindi ricominciato con un dosaggio più basso. Mi dispiace che qui le cose siano un po' più confuse. So che abbiamo provato dosaggi più bassi della tiamina cloridrato diminuendo a 500 mg, e anche meno, due volte al giorno (semplicemente non ne ho tenuto traccia in maniera precisa).

Jay si prendeva una pausa dalla vitamina B$_1$ da 5 giorni a 2 settimane prima di ricominciare a un dosaggio più basso.

Il mese di marzo abbiamo dato a Jay la forma mononitrato di tiamina e abbiamo ottenuto ottimi risultati. Tuttavia, entro il 14 aprile 2021 ho tolto a Jay il mononitrato di tiamina perché non era il tipo preferibile di vitamina B$_1$ e non volevo commettere errori.

17 aprile 2021: Jay ha iniziato con la marca "NOW" di tiamina con soli 25 mg a colazione e pranzo. L'abbiamo interrotta perché anche a questo basso dosaggio la sua ansia e tremore erano notevolmente aumentati.

5 maggio 2021 Jay ha iniziato la tiamina marca "BariMelts", 12,5 mg due volte al giorno. L'8 maggio abbiamo deciso per la somministrazione di due pillole (25 mg in totale) 5 giorni a settimana e una pillola (12,5 mg) 2 giorni a settimana. Non ha funzionato, troppa ansia e tremore. La maggior parte del resto del mese aumentavamo e diminuivamo la vitamina B$_1$ cercando di trovare il dosaggio e la frequenza di assunzione giusti, e infine stabilizzandoci sul seguente programma: lunedì, mercoledì, e venerdì a 12,5 mg; martedì e giovedì 25 mg e niente nei fine settimana. E continuò così per tutto il mese di giugno. Ad un certo punto abbiamo anche provato la tiamina sublinguale B$_1$ ma era troppo forte per lui.

13 luglio 2021: Jay ha ricominciato con la tiamina mononitrato, 25 mg due volte al giorno. I miei appunti per il 14 luglio dicono "abbiamo riso molto durante la nostra passeggiata e a colazione. Ha detto che si sente davvero bene durante le nostre passeggiate mattutine".

Così è stato luglio quando finalmente abbiamo trovato il giusto "tipo" di vitamina B$_1$ e il giusto dosaggio per lui.

Ci sono stati pensieri contrastanti riguardo al mononitrato di tiamina. Non è il tipo esatto di vitamina B$_1$ che il Dr. Costantini somministrava ai suoi pazienti, ma c'era per davvero un motivo per cui non *avremmo dovuto usarla? Non lo so. Ho "parlato" con persone esperte sul forum healthunlocked che mi hanno aiutato a superare tutti i miei dubbi. Ho letto che il mononitrato di tiamina è solubile in acqua, mentre in altri forum affermano il contrario. Ho letto che non si dovrebbe superare un certo dosaggio. Tutto quello che so è che questa è la forma di vitamina B₁ che funziona per Jay e se c'è uno specifico dosaggio da non superare, allora lui si mantiene al di sotto di quel dosaggio.*

Il nostro schema di assunzione per la tiamina mononitrato è di 25 mg a colazione e pranzo, con un giorno intero di pausa a settimana. Occasionalmente, se abbiamo una giornata molto impegnata o frenetica, sospendiamo l'assunzione per ulteriori 24 ore. La quantità di 25 mg è approssimativa poiché devo spezzare ogni pillola in quarti, ma funziona!!!

Ancora un'altra cosa: penso che il motivo per cui ci sono voluti cinque mesi per arrivare al "giusto dosaggio" per Jay, fosse perché era appena stato diagnosticato e perché non è un uomo di grossa corporatura.

Se qualcuno decide di testare la forma mononitrato di tiamina, lo invito a fare le proprie ricerche e di assicurarsi che sia la forma adatta al suo caso.

#28 Jérôme, dalla Svizzera, ha scritto...

Dopo aver scoperto la terapia navigando in Internet, ho deciso di provarla perché i miei sintomi di Parkinson stavano peggiorando (stitichezza, difficoltà a deglutire, strisciare i piedi, affaticamento...). Così, nel giugno 2021, ordinai la tiamina in polvere (marca "Prescribed for Life") dagli Stati Uniti. Avevo una gran voglia di utilizzare il prodotto perché non ero soddisfatto del mio farmaco tradizionale (Requip). Dopo aver acquistato un piccolo quantitativo, iniziai la terapia. Per le prime due settimane del mio trattamento presi 500 mg al mattino presto e, trascorse due settimane, presi 500 mg prima di colazione e

*500 mg dopo pranzo per un mese. Iniziai a notare piccoli cambia-
menti, ma niente di straordinario, per questo continuai con la terapia.
Quindi aumentai il dosaggio a 1500 mg in totale di nuovo per un
mese e poi a 2000 mg al giorno ancora suddiviso in due volte e per 4
settimane. In questa fase non mi sentivo bene e non sapevo cosa fare.
Dopo averci riflettuto, feci una settimana di pausa e successivamente
ripresi con 1000 mg. Avevo semplicemente dimezzato il dosaggio
precedente. Era la fine di ottobre quando improvvisamente mi sentii
ringiovanito poiché potevo muovermi di nuovo normalmente senza
lentezza, potevo di nuovo deglutire normalmente, potevo muovere le
dita della mano sinistra e il mio equilibrio era molto migliore. Ne fui
così felice! Poi, qualche settimana dopo, decisi di provare la vitamina
B_1 sublinguale perché sentivo di aver bisogno di cambiare; iniziai a
novembre e poi proseguii fino a dicembre con una compressa da 100
mg al giorno, ma recentemente non mi sono sentito così bene essendo
ansioso e camminando con difficoltà. Ora sto prendendo due
compresse sublinguali di vitamina B_1 per sentirmi meglio. È la soluzione? Non lo so. Forse potreste aiutarmi in questa questione.*

Nota dell'autore: ho suggerito a Jérôme che il suo peggioramento dei
sintomi con una compressa al giorno fosse probabilmente un segnale
di sovradosaggio e che, anziché aumentare, avrebbe dovuto provare
un dosaggio inferiore di sei o cinque compresse a settimana. Questo a
seguito di una pausa per eliminare gli effetti del sovradosaggio di vitamina B_1 dal suo organismo.

#29 Anne, dagli Stati Uniti, ha scritto...

*Alcuni mesi fa, ho cominciato ad assumere integratori di tiamina
cloridrato. Ho iniziato con 500 mg al giorno e dopo sei settimane sono
salita a 1.000 mg al giorno; successivamente, trascorse ulteriori sei
settimane, mi sono stabilizzata a 1.500 mg al giorno. Oggi ho fatto la
mia visita neurologica di controllo annuale e il dottore ha detto che i
miei valori sono migliorati rispetto alla visita dell'anno scorso. Il mio*

senso di stanchezza si è significativamente ridotto, così come la mia ansia. Sono più loquace e più vivace. Rido di più. Il mio tremore si è ridotto, idem la tensione muscolare e suono il pianoforte con più fluidità.

#30 Ashe, dal Regno Unito (madre residente in Australia), ha scritto...

Vivo nel Regno Unito e mia madre vive in Australia. A causa del Covid, non ho ancora potuto farle visita da ottobre 2019, quindi tutte le mie osservazioni di seguito riportate si basano sulle nostre telefonate quotidiane. A mia madre è stato diagnosticato il Parkinson all'inizio del 2021, un anno dopo una malattia misteriosa che le era stata erroneamente diagnosticata come ansia. Una volta svelato si trattasse in realtà di "Parkinson", siamo state in grado di iniziare un corretto percorso di indagine in cerca di soluzioni. Avevo sentito parlare della vitamina B₁ e avevo guardato i video del dottor Costantini e in seguito iniziai a parlare con la mamma di quello che stavo scoprendo. Fortunatamente, lei accettò di provare e iniziò ad assumere 250 mg di vitamina B₁ cloridrato, che nel tempo abbiamo aumentato, fino ad arrivare a 1000 mg in un'unica soluzione. Abbiamo provato 700 mg e 800 mg e da allora ci siamo fermate a 500 mg. È con questo dosaggio che mia mamma sente di aver ridotto la fatica, ha più energia e ha ridotto i tremori interni. I sintomi di mia madre includevano un'intensa sensazione di volersi "tagliare" la mano o il braccio sinistro e un forte affaticamento. Si sdraiava e faceva esercizi di rilassamento e, anche se questi aiutavano, ci volevano 45 minuti per tornare a una sorta di normalità.

Adesso, da quando assume vitamina B₁, non sente quasi mai un tremore interno e di certo non vuole più asportarsi un arto. Questo è un cambiamento enorme. Inoltre, non ha più spossatezza ed è tornata a vivere una vita attiva.

5. Conclusione

La terapia a base di tiamina ad alto dosaggio (HDT) porta con sé enormi benefici. Come abbiamo visto dalle ricerche pubblicate e dalle numerose testimonianze raccolte nel capitolo precedente, essa per molti ha migliorato i sintomi del Parkinson fino al 70% e può almeno rallentarne, se non perfino arrestarne, la progressione. Essa migliora anche i sintomi indipendentemente dallo stadio raggiunto del Parkinson. È poco costosa (le mie compresse costano meno di 10 euro/anno), è facilmente acquistabile in diverse forme ed è sicura da usare.

C'è un aspetto della terapia che tuttavia presenta qualche difficoltà e riguarda l'individuazione del "giusto dosaggio". Se questo è troppo basso, non si otterrà alcun miglioramento; viceversa, se è troppo alto, può causare un temporaneo peggioramento dei sintomi. Nel *Capitolo 3*, sono stata il più chiara e dettagliata possibile nel descrivere come adottare la terapia e soprattutto come riconoscere i segnali di sovradosaggio, ma per esperienza personale, quando si tratta di aumentare o diminuire il dosaggio, so che è difficile vedere la propria situazione in modo sufficientemente oggettivo per poter prendere sempre le giuste decisioni. Future ricerche potrebbero svelare aspetti ad oggi ignoti, che ci aiuteranno a calcolare preventivamente il dosaggio più appropriato per ogni persona.

Al momento, poiché è difficile se non impossibile trovare un professionista sanitario esperto nella terapia HDT, molte persone con Parkinson provano da sole la tiamina ad alto dosaggio.

Affinché questa nuova terapia venga accettata dall'*establishment* medico, è necessario produrre uno studio rigoroso, in doppio cieco, controllato con placebo e multicentrico, a sostegno dell'ipotesi di partenza. Il gruppo di lavoro italiano, autore delle ricerche attualmente disponibili sulla tiamina per il Parkinson, ha già pianificato uno studio di questo tipo, ma finora non è riuscito ad ottenere i necessari finanziamenti per realizzarlo.

C'è un senso di urgenza per trovare questi finanziamenti e fare sì che neurologi, medici e infermieri che assistono i malati di Parkinson, vengano a conoscenza di questa terapia. Mentre leggevate questo libro, molte persone hanno ricevuto una diagnosi di Parkinson ed ora affronteranno una malattia che li accompagnerà per il resto della vita, e per la quale non esiste alcun farmaco che ne rallenti la progressione, o addirittura in grado di curarne la causa. Come terapia aggiuntiva, la tiamina ad alto dosaggio offre molto, e può in qualche misura rendere la vita più agevole a queste persone. Abbiamo bisogno che lo studio in programma riceva quanto prima i necessari finanziamenti affinché, alla fine dell'*iter*, gli enti preposti concedano l'approvazione ufficiale della terapia e quindi i canali medici riconosciuti possano supervisionare il corretto utilizzo della stessa.

Se ritenete di voler sostenere e finanziare questo progetto di ricerca, andate sulla piattaforma *gofundme* e fate una donazione oggi stesso (trovate il link nella sezione "Indirizzi utili").

Appendici

Miglioramento dei sintomi in seguito all'utilizzo di vitamina B1 ad alti dosaggi

Ai membri del gruppo di discussione *"Cure Parkinson's"* (https://heal-thunlocked.com/cure-parkinsons) è stato chiesto di elencare tutti i miglioramenti riscontrati grazie all'utilizzo della terapia con vitamina B_1. Alcuni di questi sono riportati di seguito, suddivisi per gruppi:

Sintomatologia non motoria

Stato d'animo

Ansia ridotta o eliminata

Depressione ridotta o eliminata

Miglioramento della speranza nel futuro

Frustrazione molto ridotta

Miglioramento dell'umore e riduzione degli sbalzi d'umore

Ritorna la voglia di socializzare

Rassegnazione scomparsa

Riduzione o eliminazione dell'apatia

Abilità cognitive

Annebbiamento mentale e lucidità migliorata fino al 100%

Miglioramento della concentrazione

Miglioramento della memoria

Ritorno della creatività perduta

Senso dell'olfatto

Ritorno del gusto e dell'olfatto

Qualità del sonno

Miglioramento del sonno sia in termini di durata che di qualità

Funzioni corporee

Miglioramento dei problemi intestinali

Incontinenza urinaria e minzione urgente azzerate

Costipazione significativamente ridotta o eliminata

Fatica

Riduzione della stanchezza, aumento dei livelli di energia, miglioramento della resistenza

Capacità di fare cose dopo il lavoro invece di andare a casa e costringersi a letto

Recupero più rapido da allenamenti intensi e da esercizi aerobici

Dolore

Dolore in tutti i distretti, collo, schiena, braccia, gambe, piedi, ecc..., ridotto o eliminato

Sintomatologia motoria

Andatura (catatonia)

L'andatura è migliorata, l'oscillazione delle braccia è tornata nuovamente possibile e il tremore si è ridotto

Capacità di fare a meno di un deambulatore o di un bastone da passeggio

La stabilità di camminata è aumentata permettendo un'andatura più veloce e la percorrenza di tragitti più lunghi

Miglioramento della forza delle gambe

Riduzione del trascinamento dei piedi e delle gambe

Passaggio dalla non capacità di camminare alla capacità di camminare

Miglioramento della postura chinata

Instabilità posturale

Equilibrio e stabilità notevolmente migliorati

Miglioramenti al *Pull Test* e risposta di bilanciamento più rapida

Non è più necessario aggrapparsi agli oggetti per mantenere l'equilibrio

Mani

La scrittura a mano, la digitazione e l'uso del mouse sono diventati più veloci.

Usare le mani per fare cose prima impossibili

È di nuovo più facile schioccare le dita

Battere le mani è di nuovo possibile

Miglioramento della forza delle mani

Movimento in generale

Riduzione o eliminazione della bradicinesia/movimento lento

Movimenti più fluidi

Più facile girarsi nel letto

Salire e scendere dal letto è più facile

Capacità di alzarsi da una posizione seduta senza assistenza e con facilità

Possibilità di usare di nuovo le scale normalmente

"freezing" ridotto o eliminato

Flessibilità migliorata

Miglioramento della coordinazione

Rigidità

Riduzione della rigidità

Riuscire nuovamente a sorridere in forma smagliante

Normalizzazione dell'espressione facciale

Capacità di fare esercizio fisico con maggiore facilità

Distonia ridotta o eliminata

Riduzione della deformità delle dita

Tremore

Tremore di mani, braccia, gambe, dita dei piedi, testa, bocca e mascella ridotto a zero

Contrazione ridotta o eliminata.

Discinesia ridotta a zero.

Voce e deglutizione (disfagia)

Miglioramento del volume, del tono e della chiarezza della voce

Miglioramento della capacità di deglutizione

Riduzione o eliminazione della scialorrea (perdita di saliva)

Altro

Allucinazioni ridotte o eliminate

Riduzione dei crampi muscolari

<u>Generale</u>

Rallentamento o arresto significativo della progressione della malattia

"Puntualità" aumentata, "pause di riposo" diminuite

Miglioramento del proprio stato rispetto a quando originariamente diagnosticato il Parkinson

Possibilità di continuare a lavorare invece di essere costretti al pre-pensionamento

Riduzione dell'infiammazione

Una sensazione generale di benessere

Riduzione del dosaggio dei farmaci per il Parkinson

Sensazione di avere un futuro a cui guardare con fiducia piuttosto che un declino della salute e delle capacità psicomotorie

Capacità di dimenticare talvolta di avere il Parkinson

Note

Prefazione

1. The Lancet, 2018. The burden of Parkinson's disease: a worldwide perspective. Available at the burden of Parkinson's disease: a worldwide perspective - The Lancet Neurology

2. Gli studi scientifici

1. "Tiamina ad alto dosaggio: vantaggi, oltre l'affrontarne la carenza", (*n.d.t.*). https://www.youtube.com/watch?v=O-aQHxp97oA
2. Nutrizione e medicina funzionale (*n.d.t.*).
3. L'espressione inglese "*freezing*" (letteralmente "congelamento") viene utilizzata nell'ambito dei disturbi parkinsoniani per indicare il verificarsi di episodi improvvisi, brevi e temporanei di incapacità di muovere i piedi in avanti, nonostante l'intenzione di camminare; in un certo senso, il paziente sente di avere i piedi incollati al pavimento e non riesce più a camminare (*n.d.t.*).
4. L'UPDRS, ovvero la *scala unificata di valutazione della malattia di Parkinson*, è stata sviluppata dai neurologi nel 1987 come *gold standard* per il monitoraggio della risposta ai farmaci utilizzati per ridurre i segni e i sintomi del Parkinson, (*n.d.t.*). https://www.movementdisorders.org/MDS-Files1/PDFs/Rating-Scales/MDS-UPDRS_Italian_Official_Translation_FINAL.pdf
5. È una scala costituita da nove voci e serve a misurare la gravità della fatica e l'effetto di quest'ultima sulle attività e sullo stile di vita in pazienti con una varietà di disturbi, (*n.d.t.*).
6. *Inflammatory Bowel Disease*, sindrome dell'intestino irritabile, (*n.d.t.*).

4. Testimonianze personali

1. Vedi "*freezing*", nota n.ro 3 del Capitolo 2.
2. L'irrequietezza è nota anche come "sindrome delle gambe senza riposo": queste diventano "irrequiete" con un impellente desiderio di movimento quando si è a riposo, ovvero quando ci sdraiamo per andare a letto o a volte quando siamo rilassati sul divano. Il disturbo interferisce con il sonno ed ha ricadute negative sulla qualità di vita (*n.d.t.*).
3. Dall'*ingl. Deep Brain Stimulation,* in italiano "Stimolazione cerebrale profonda". In pratica, il paziente viene sottoposto ad un impianto di stimolazione artificiale (impiantazione di elettrodi nel cervello mediante chirurgia di precisione ad opera di un neurochirurgo (*n.d.t.*).

4. Tenosinovite stenosante dei tendini flessori, (*n.d.t.*).
5. Vedi "*freezing*", nota n.ro 3 del Capitolo 2.
6. *Ibid.*

Bibliografia

Bager P., Hvas C. L., Rud C. L., Dahleerup J. F. (2021) Randomised clinical trial: high-dose oral thiamine versus placebo for chronic fatigue in patients with quiescent inflammatory bowel disease. Aliment Pharmacol Ther 2021,53(1);79-86. DOI: 10.1111/apt.16166

Baker H., Frank O., Jaslow S. P. (1980) Oral versus intramuscular vitamin supplementation for hypovitaminosis in the elderly. J Am Geriatr Soc. 1980 Jan;28(1):42-5. DOI: 10.1111/j.1532-5415.1980.tb00123.x

Baum R. A., Iber F. L. (1984) Thiamine - the interaction of aging, alcoholism, and malabsorption in various populations. World Rev Nutr Diet 1984, 44;85-116. DOI: 10.1159/000409438

Brandis K. A., Homes I. F., England S. J., Sharm N., Kukreja L., DebBurman S K. (2006) Alpha-synuclein ssion yeast model: concentration-dependent aggregation without plasma membrane localization or toxicity. J Mol Neurosci. 2006;28(2):179-91. DOI: 10.1385/jmn:28:2:179

Costantini A., Pala M. I., Compagnoni L., Colangeli M. (2013) Case report: High-dose thiamine as initial treatment for Parkinson's disease. BMJ Case Reports. Published online Aug 28 2013. DOI: 10.1136/bcr-2013-009289

Costantini A., Pala M. I., Colangeli M., Savelli S., (2013 A). Thiamine and spinocerebellar ataxia type 2. BMJ Case reports. DOI: doi.org/10.1136/bcr-2012-007302

Costantini A., Giorgi R., D'Agostino S., Pala M. I.. (2013 B). High Dose Thiamine improves the symptoms of Friedreich's ataxia, BMJ Case Reports. DOI: doi.org/10.1136/bcr-2013-009424

Costantini A., Nappo A., Pala M. I., Zappone A., (2013 C). High Dose Thiamine improves fatigue in multiple sclerosis. BMJ Case Rep. 2013 Jul 16; DOI: 10.1136/bcr-2013-009144

Costantini A., Pala M. I. (2013 D). Thiamine and fatigue in inflammatory bowel diseases. An open-label pilot study. J Altern Complement Med. 2013 Aug;19(8):704-8. DOI: 10.1089/acm.2011.0840

Costantini A., Pala M. I., Tundo S., Matteucci P. (2013 E) High Dose Thiamine improves the symptoms of fibromyalgia. BMJ Case Rep. DOI:10.1136/bcr-2013-009019

Costantini A., Pala M. I., Catalano M. L., Notarangelo C., Careddu P. (2014 A) High Dose Thiamine improves fatigue after stroke: a report of three cases. Journal of alternative and complementary medicine vol 20(9), pp 683-685. DOI: 10.1089/acm.2013.0461

Costantini A., Pala M. I. (2014 B) Thiamine and Hashimoto's thyroiditis. A report of three cases. J Altern Complement Med. 2014 Mar; Vol. 20(3):208-11. DOI: 10.1089/acm.2012.0612

Costantini A., Pala M. I., Grossi E., Mondonico S., Cardelli L. E., Jenner C., Proietti S., Colangeli M., Fancellu R. (2015) Long-term treatment with High Dose Thiamine in Parkinson's Disease: An open-label pilot study. The Journal of Alternative and Complementary Medicine 2015, dec. Vol 21 (12), pp 740-747 DOI: 10.1089/acm.2014.0353

Costantini A., Trevi E., Pala M. I., Fancellu R. (2016 A) Thiamine and dystonia 16, BMJ case reports, 2016; bcr-2016-216721. DOI: 10.1136/bcr-2016-216721

Costantini A., Trevi E., Pala M. I., Fancellu R. (2016 B). Can long-term thiamine treatment improve the clinical outcomes of myotonic dystrophy type 1? Neural Regeneration Research, 2016 Vol. 11, issue 9, pp 1487-1491. DOI: 10.4103/1673-5374.191225

Costantini A., Laureti T. Pala M. I., Colangeli M., Cavalieri S., Pozzi E., Brusco A., Salvarani S., Serrati C., Fancellu R. (2016 C). Long-term treatment with thiamine as possible medical therapy for Friedreich ataxia. J. Neurol 2016/11 Vol. 263; iss 11, pp 2170-2178. DOI 10.1007/s00415-016-8244-7

Costantini A., Tiberi M., Zarletti G., Pala M. I., Trevi E. (2018 A) Oral High Dose Thiamine improves the symptoms of chronic cluster headache. Case reports in Neurological Medicine Article ID 3901619 DOI: 10.1155/2018/390161986

Costantini A. (2018 B). High Dose Thiamine and essential tremor. BMJ Case Reports vol 2018;bcr2017223945. DOI: 10.1136/bcr-2017-223945

Goedert M. (2001). Alpha-synuclein and neurodegenerative diseases. Nat Rev Neurosci 2(7);492-501. DOI: 10.1038/35081564

Gold M., Hauser R. A., Chen M. F. (1998). Plasma thiamine deficiency associated with Alzeimer's disease but not Parkinson's disease. Metab Brain Dis. 13;43-53. DOI: 10.1023/a:1020678912330

Jhala S. S,. Hazell A. S. (2011) Modelling neurodegenerative disease pathophysiology in thiamine deficiency: consequences of impaired oxidative metabolism. Neurochem Int 2011;2013,248-260. DOI: 10.1016/j.neuint.2010.11.019

Jimenez-Jimenez F. J., Molina J. A., Hermanz A. et al. (1999) Cerebrospinal fluid levels of thiamine in patients with Parkinson's disease. Neurosci Lett 271;33-36. DOI: 10.1016/s0304-3940(99)00515-7

Kordower J. H., Olanow C. W., Dodiya H. B., Chu Y., Beach T. G., Adler C. H., Halliday G. M., Bartus R. T.. (2013) Disease duration and the integrity of the nigrostriatal system in Parkinson's disease. Brain Volume 136 Issue 8, 2419-2431. DOI: 10.1093/brain/awt192

Lonsdale D. (2006) A review of the biochemistry, metabolism and clinical benefits of thiamine and its derivatives. ECAM 2006,3(1)49-59. DOI: 10.1093/ecam/nek009

Lonsdale D. (2021) www.hormonesmatter.com/high-dose-thiamine-parkinsons-disease/

Lu'o'ng Kv, Nguyen L. T. (2012) Thiamine and Parkinson's disease. J Neurol Sci. 2012 May 15;316(1-2):1-8. DOI: 10.1016/j.jns.2012.02.008

Lu'o'ng Kv, Nguyen L. T. (2012) The beneficial role of thiamine in Parkinson Disease: preliminary report. J Neurol Res 2012;2:211-214

Lu'o'ng Kv, Nguyen L. T. (2013) The beneficial role of thiamine in Parkinson Disease. CNS Neurosci Ther 19(7); 461-468. DOI: 10.1111/cns.12078

Meador K., Loring D., Nichols M., Zamrini E., Rivner M., Posas H., Thompson E., Moore E. (1993). Preliminary findings of High Dose Thiamine in dementia of Alzeimer's type. J Geriatr Psychiatry Neurol. Oct-Dec;6(4);222-229 DOI: 10.1177/089198879300600408.

Merkin-Zaborsky H., Ifergane G., Frisher S., Valdman S., Herishanu Y., Wirguin I. (2001) Thiamine-responsive acute neurological disorders in nonalcoholic patients. Eur Neurol 45;34-37. DOI: 10.1159/000052086

Mizuno Y., Matuda S., Yoshino H. et al. (1994). An immunohistochemical study on alpha-ketoglutarate dehydrogenase complex in Parkinson's disease. Ann Neurol 35:204-210. DOI: 10.1002/ana.410350212

Onodera K, (1987). Effects of decarboxylase inhibitors on muricidal suppression by L-dopa in thiamine deficient rats. Arch Int Pharmacodyn Ther. 1987 Feb;285(2):263-76.

Parkinson J. (1817) An essay on the shaking palsy. J Neuropsychiatry Clin Neuroscience 2002, 14:223-236. Discussion 2.

Pfeiffer R. F. (2003) Gastrointestinal dysfunction in Parkinson's disease. Lancet Neurol 2003 Feb;2(2);107-116. DOI: 10.1016/s1474-4422(03)00307-7

Poewe W., Antonini A., Zijlmans J. C., Burkhard P. R., Vingerhoets F. (2010). Levadopa in the treatment of Parkinson's disease: an old drug is still going strong. Clin Interv Aging. 2010 Sep 7;5:229-38. DOI: 10.2147/cia.s6456.

Sjoquist B, Johnson H A, Neri A, Linden S. (1988) The influence of thiamine deficiency and ethanol on rat brain catecholamines. Drug Alcohol Depend 1988 Dec;22(3):187-93. DOI: 10.1016/0376-8716(88)90017-8

Smithline H. A., Donnino M., Greenblatt D. J., (2012). Pharmacokinetics of high dose oral thiamine hydrochloride in healthy subjects. BMC Clin Pharmacol BMC Clin Pharmacol. 2012 Feb 4;12:4. DOI: 10.1186/1472-6904-12-4

Abbreviazioni

HDT – Tiamina ad Alto Dosaggio (*ingl.* High Dose Thiamine)

HCL – Tiamina cloridrato (*ingl.* Hydrochloride)

FSS – Scala della Severità della Fatica (*ingl.* Fatigue Severity Scale)

UPDRS – Scala Unificata di Valutazione della Malattia di Parkinson (*ingl.* Unified Parkinson's Disease Rating Scale)

Siti Web e indirizzi utili

Sito ufficiale della terapia a base di tiamina ad alto dosaggio (gestito dal gruppo di lavoro del dottor Antonio Costantini)

https://highdosethiamine.org/

La scala unificata di valutazione della malattia di Parkinson:

https://www.movementdisorders.org/MDS-Files1/PDFs/Rating-Scales/MDS-UPDRS_Italian_Official_Translation_FINAL.pdf

https://www.mdapp.co/unified-parkinson-s-disease-rating-scale-updrs-calculator-523/

Vitamina B$_1$ sublinguale, marca Superior Source, disponibile presso: https://www.pureformulas.com/no-shot-b-1-100-mg-100-dissolvable-tablets-by-superior-source.html

Iniezioni di tiamina disponibili presso:

homoempatia.eu Versandapotheke

Die Kosmos Apotheke Reform Inhaber Sükrü Aydogan e.Kfm.

Reinhard-Mannesmann-Weg 3

39116 Magdeburg

Fax: +4939172767729

E-Mail: service@homoempatia.eu

Pagina ufficiale per le donazioni "gofundme":

https://www.gofundme.com/f/high-dose-thiamine-protocol

Ringraziamenti

I primi ringraziamenti vanno a mio marito, David, che mi ha visto poco negli ultimi sei mesi e che ha gentilmente corretto il libro per me.

Desidero inoltre ringraziare Marco Colangeli e il dottor Roberto Fancellu, stretti collaboratori del dottor Costantini, che hanno sostenuto questo progetto e fornito informazioni quando richiesto. Sono stati così gentili da verificare che le informazioni che ho scritto e i suggerimenti che ho dato fossero in linea con la pratica del dottor Costantini. Un particolare ringraziamento a Marco anche per aver scritto la prefazione al libro.

Vorrei estendere i miei enormi ringraziamenti a Marcelo J. Rio, antropologo culturale, ricercatore indipendente di etnofarmacologia e Medicina Ortomolecolare, per aver tradotto il libro per l'edizione italiana.

La mia gratitudine e ringraziamenti vanno anche ai tanti utilizzatori della vitamina B_1 ad alto dosaggio che, condividendo le loro storie personali, hanno aggiunto ulteriori tasselli sull'utilizzo della vitamina B_1 per il Parkinson e sui loro successi con questa terapia.

Infine, i miei ringraziamenti vanno a Duncan Swindells, di Ex Libris Digital Press, che ha lavorato instancabilmente alla preparazione per la pubblicazione del mio manoscritto.

Sull'autrice...

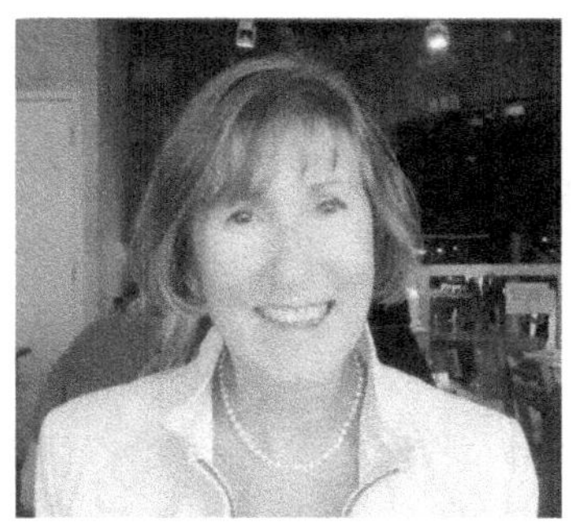

Daphne Bryan è nata nell'Hampshire nel 1948. Ha studiato pianoforte e canto al college di musica e ha insegnato per tutta la vita. A 50 anni ha conseguito un Master Accademico e un dottorato di ricerca in psicologia musicale presso la Sheffield University. Nel 2010 le è stata diagnosticata la malattia di Parkinson e da allora ha cercato modi per stare bene. Il suo primo libro era incentrato sul come la musica possa aiutare a migliorare i sintomi del Parkinson. Questo secondo libro tratta di una terapia che le ha permesso di continuare a vivere una vita piena e attiva. Ora vive in Scozia, ai margini delle Trossach, nello Stirlingshire, assieme a suo marito e due galline, Winnie e Pooh.

Il primo libro sul Parkinson scritto da Daphne,

'Music as Medicine, particularly in Parkinson's'

(*"La musica come medicina, in particolare nel Parkinson"*, n.d.t.), è stato pubblicato nel 2020 ed è attualmente disponibile su Amazon, dove riceve recensioni a cinque stelle quasi unanimi.

"Questo è un libro ben studiato e molto ben costruito, facile da leggere e molto istruttivo."